BASICS OF OPERATIVE SURGERY THE ESSENTIALS

外科手术学基础精要

主编 · 孙瑜

上海科学技术出版社

图书在版编目（CIP）数据

外科手术学基础精要 / 孙瑜主编. -- 上海 : 上海科学技术出版社, 2024.3
ISBN 978-7-5478-6402-9

Ⅰ. ①外… Ⅱ. ①孙… Ⅲ. ①外科手术 Ⅳ. ①R61

中国国家版本馆CIP数据核字(2023)第210321号

外科手术学基础精要

主编　孙　瑜

上海世纪出版（集团）有限公司
上海科学技术出版社　出版、发行
（上海市闵行区号景路159弄A座9F-10F）
邮政编码201101　www.sstp.cn

开本 787×1092 1/16 印张 7.25
字数 150千字
2024年3月第1版 2024年3月第1次印刷
ISBN 978-7-5478-6402-9/R·2879

内容提要

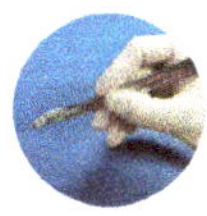

本书由海军军医大学第一附属医院外科学与野战外科学教研室组织编写，重点介绍了外科基本操作（如外科打结法、缝合、无菌术）及外科基本手术技术，包括静脉切开术、清创术、腹壁切开术、盲肠切除术、脾切除术、气管内插管术、小肠部分切除吻合术、胸腔闭式引流和颅骨钻孔探查术。侧重展示基本操作流程和手术步骤，有利于医学生理解和掌握。

本书内容科学、严谨，附大量操作流程图和手术图片，实操性和指导性强，可供临床医学专业学生学习和使用，也可作为住院医师规范化培训参考用书。

作者名单

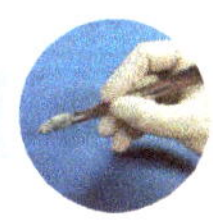

主　编

孙　瑜

副主编

隋明星　于　瀛　冯政哲　白一帆

编　委

（按姓氏汉语拼音排序）

白一帆　崔　进　段国礼　方梓宇　冯政哲　黄　文　姜晓瑜
李　宁　李　鑫　李　旭　刘　佳　刘　鹏　刘文宇　瞿　旻
水锨崎　隋明星　孙　瑜　童文文　伍国胜　闫飞虎　于冠宇
于　瀛　张　威　周潇逸　周雅梅

前　言

外科手术学基础是临床医学专业一门重要的外科基础课程和临床桥梁课程。该课程实践性强，技能要求高，内容包括外科手术基本知识、外科基本技术和外科基础手术等，是医学生进入临床学习前必须掌握的基本技能。

该课程自开设以来，授课内容和实施方法不断更新和优化。为了进一步提高教学质量，满足手术学的教学要求，海军军医大学第一附属医院外科学与野战外科学教研室组织临床教学经验丰富的专家和教师进行论证，历经 2 年的实践和不断完善，结合现代化的教学手段，将该课程打造成一门线上线下结合的课程，并精心编写了《外科手术学基础精要》一书，作为课程的配套教材使用。

本书内容严谨、图文并茂，着重针对无菌术、术前准备及实验动物手术步骤进行了详细阐述，制作了简单易懂又方便记忆的操作流程图，更好地展示了该课程突出实践操作的特点。本书配备在线的视频微课，可供学生课前预习和课后复习，巩固学习成果，通过扫描对应章节的二维码即可观看，有助于医学生更便捷、更直观地学习外科手术学基础知识和基本技能，为他们进入临床学习起到指导作用。此外，为了适应转隶海军后的教学培训需求，本书新增了突出战伤救治的损伤控制性手术相关内容，包括颅骨钻孔探查术、胸腔闭式引流术和气管内插管术。

本书是一部兼具实用性、系统性和前沿性的医学教材，可作为医学院校本科教材使用，也可供普通院校的医学生拓展学习。

孙　瑜

2023 年 9 月

目　录

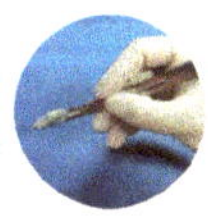

第一章

绪 论

外科学是医学科学的重要组成部分，是现代医学的主要学科之一，主要研究如何利用外科手术方法来解除患者的病痛，从而使患者得到治疗。手术虽是一种治疗手段，但同时也具有创伤性，手术中任何一点疏忽都有可能对患者造成伤害，甚至威胁其生命。为使手术能够达到治疗目的，避免操作失误，在外科手术学基础这门课程的学习过程中，就必须高度重视对外科无菌技术和手术基本操作技术（切开、止血、结扎、缝合）等基本外科手术技术的训练。

一台完美的手术需要过硬的手术基本功和娴熟精湛的手术技巧，这种基本功就包含在无菌技术和手术基本操作技术中。因此，在学习过程中，要求每位同学牢固树立无菌观念，掌握操作原则和要领，切开适度、显露充分、止血彻底、打结可靠、缝合正确，为能独自实施一台常规手术打下扎实的基础。而要获得娴熟精湛的手术技巧，则需要每位同学在熟练掌握手术基本功的前提下，牢记外科常见疾病（阑尾炎、肠穿孔、脾破裂等）和多发体表损伤（擦伤、裂伤、挫伤、撕脱伤等）手术基本操作流程和步骤。

《外科手术学基础精要》尽管教学学时较短，看似理论内容相对较少，但每位同学的学习效果差异较大。对于毕业后从事与外科相关专业的学生而言，本门课程学习阶段所接受的基础训练会对将来的临床实操能力产生重要的影响。整个课程采用线上和线下结合的教学模式，教员在课程教学前做大量细致而周到的备课，不仅提供精心制作的线上微课视频和课前预习资料，而且在线下课堂中倾囊相授、手把手指导，并进行详细点评，课后回归线上进行答疑解惑和个别辅导，从各个环节保障教学的效果和质量。课程中不仅传授知识，同时也注重爱伤观念、协作观念的培养，通过规范、有效的入门训练，不断提高同学们的实践动手能力和外科综合素质，使同学们能够成为高素质医学人才。

（孙　瑜　黄　文）

第二章

外科基本操作

第一节
外科打结法

扫码看视频

打结是外科手术操作中十分重要的技术，是最基本的操作之一，它贯穿于外科基本操作的全程。打结的质量，不仅与手术时间的长短有关，也会影响整个手术质量及患者的预后，甚至危及患者的生命安全。因此必须正确、熟练地掌握外科打结技术。

一、结的种类

主要包括以下几种。

（1）单结（simple knots）：只有一个圈的结，易松脱、解开，仅用于暂时阻断或临时结扎，一般不单独使用，是外科打结的基本组成部分（图 2-1-1）。

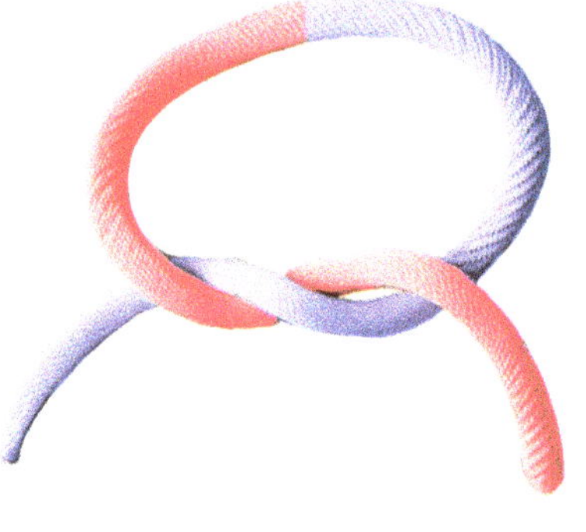

图 2-1-1　单结

（2）方结（square knots）：也称平结，由方向相反的两个单结组成（第二个单结与第一个单结方向相反），是外科手术中主要的结扎方式。其特点是结扎线来回交叉，用力均匀，打成后愈拉愈紧，不会松开或脱落，因而牢固可靠，多用于结扎较小血管及各种缝合时的结扎（图 2-1-2）。

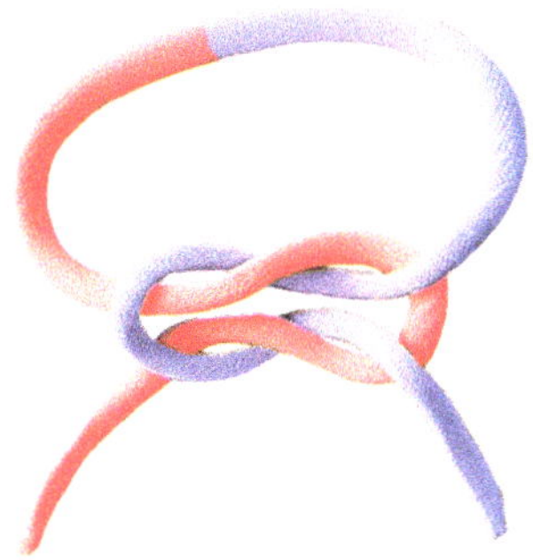

图 2-1-2　方结

（3）三叠结（triple knots）：又称三重结，是在方结的基础上再重复第一个结，且第三个结与第二个结的方向相反，以加强结扎线间的摩擦力，防止线松散滑脱，因而牢固可靠，常用于较大血管和较多组织的结扎，也用于张力较大组织的缝合。缺点为组织内的结扎线结较大（图 2-1-3）。

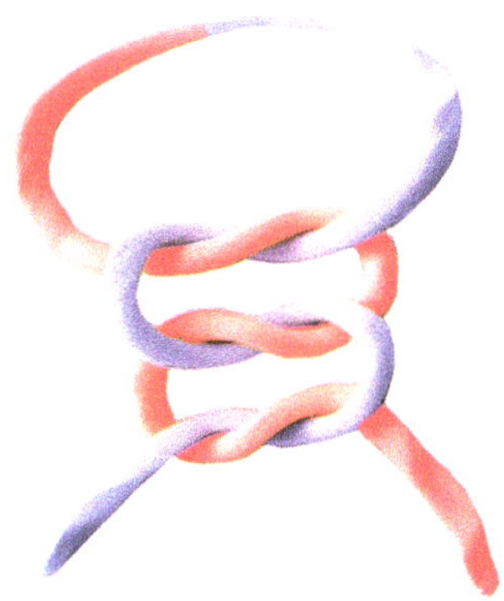

图 2-1-3　三叠结

（4）外科结（surgical knots）：第一个单结绕两圈，使线间的摩擦面及摩擦系数增大，从而也增加了安全系数，然后再打第二个单结。此结不易滑脱和松动，比较牢固。多用于较大血管和组织张力较大部位的结扎（图 2-1-4）。

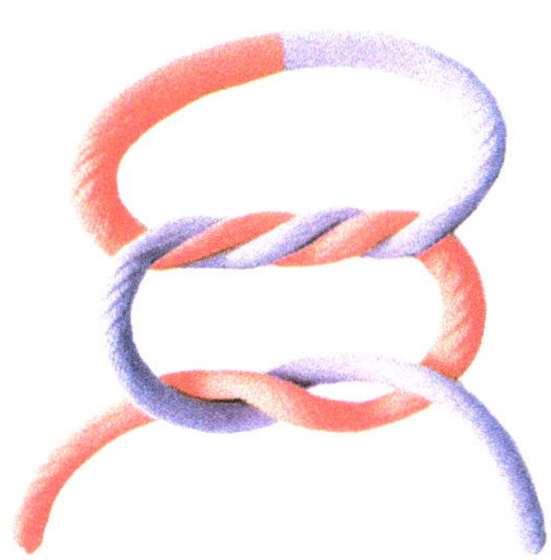

图 2-1-4　外科结

打结过程中应避免以下两种结。

（1）滑结（slip knots）：尽管其结扣的构成类似于方结，但是，由于操作者在打结拉线时双手用力不均，一紧一松，或只拉紧一侧线头而用另外一侧线头打结，所以完成的结扣并非方结，而是极易松脱的滑结，术中尤其要注意避免（图 2-1-5）。

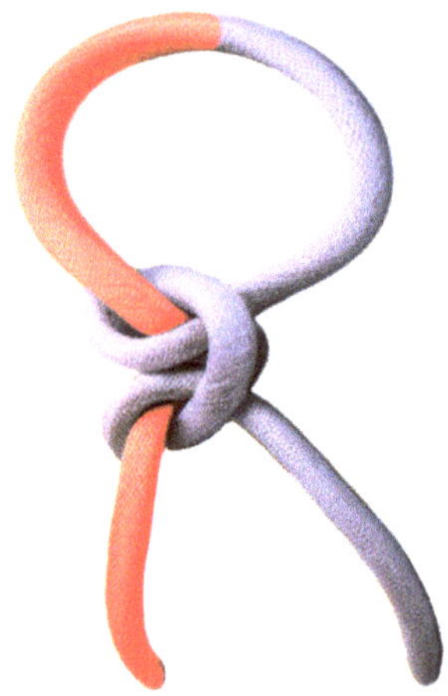

图 2-1-5　滑结

（2）假结（false knots）：又叫十字结，由两个方向相同的单结组成，易滑脱，不宜采用（图 2-1-6）。

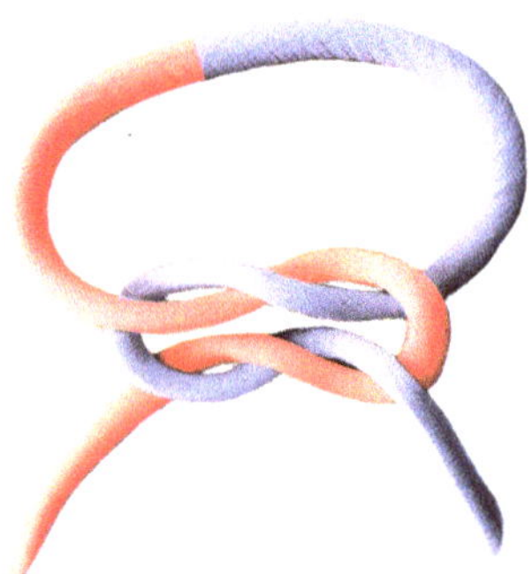

图 2-1-6　假结

二、单手打结法

单手打结法简单、迅速，左右两手均可进行，应用广泛，但操作不当易成滑结。打结时，一只手操作，另一只手配合，主要动作由拇、示、中三指完成（图 2-1-7）。凡持线、挑线、勾线等动作必须运用手指末节，才能做到迅速有效。此法易学易懂，术中应用最广泛。现阶段需要学习和掌握的就是单手打结法，可总结为三个阶段的“9 字口诀”：准备阶段——持、递、接；中指结——压、翻、勾；示指结——挑、压、勾。

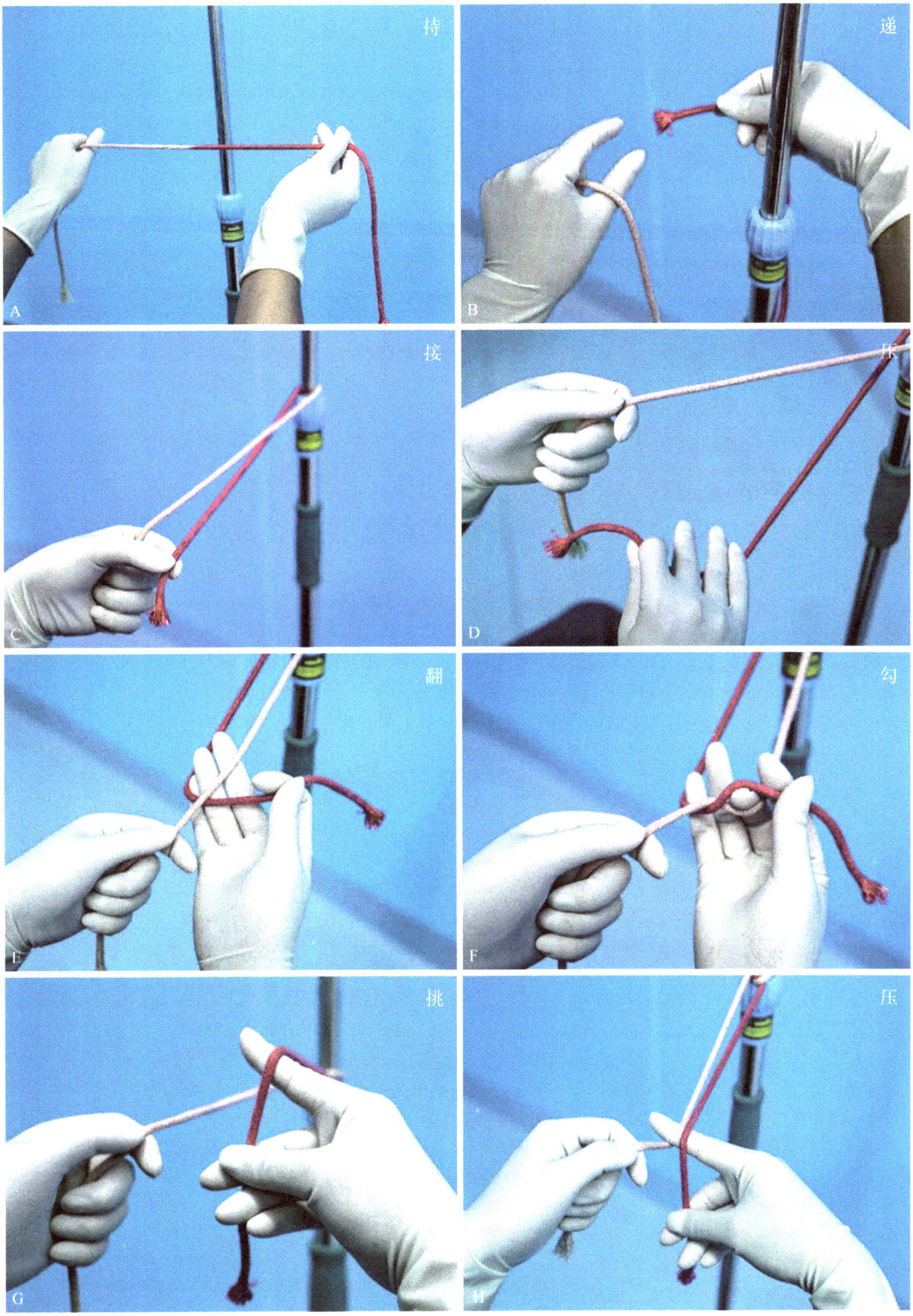
持
A
递
B
接
C
压
D
翻
E
勾
F
挑
G
压
H

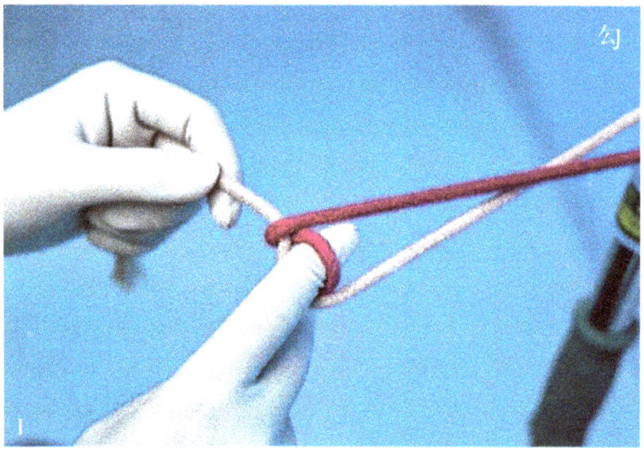

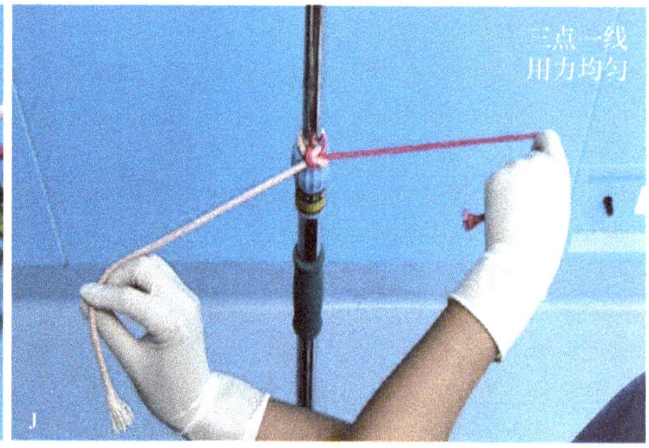

图 2-1-7 单手打结法

三、注意事项及原则

（1）无论用何种方法打结，相邻两个单结方向必须相反，否则易形成假结而松动。

（2）在打结的过程中，两手用力一定要均匀一致，这一点对结的质量至关重要。否则，可能导致滑结，更严重的可能导致结扎组织松脱，再次出血。此外，两手的用力还应避免对组织造成牵拉，否则易导致组织的撕裂、撕脱等。

（3）打结后线收紧时要求三点（即两手用力点与结扎点）成一直线，两手的方向相反，力量相等，切忌成锐角。

（4）结扎时，两手的距离不宜离线结处太远，特别是深部打结时，最好用一手指按线结近处，徐徐拉紧，均匀用力。用力过猛或突然用力，均易将线扯断或未扎紧而滑脱。

（5）打第二个结时，注意第一个结不能松，保持一定张力，必要时可用一把止血钳或镊子轻轻持住第一个结，待收紧第二个结时，再移去器械。

（6）打结应在直视下进行，以便根据具体的结扎部位及所结扎的组织，掌握结扎的松紧度，又可以使术者和其他手术人员了解打结及结扎的确切情况。即使是对深部组织进行结扎，也应尽量暴露于直视下操作。但有时深部打结看不清，需要凭手的感觉打结，打结人员必须具备扎实的临床功底。

综上所述，可以将打结总结为：若要打结牢，首先线交叉；两线要等长，用力要均匀；三点成一线，最后手交叉。

（隋明星　张　威）

第二节

常用手术器械

扫码看视频

外科手术是由外科医生利用相关手术器械来完成，外科手术的器械有很多种，不同的专科、不同的手术方式需要使用不同的专科手术器械。只有掌握了各种手术器械的结构特点和基本性能，才能正确、灵活地使用，达到手术“稳、准、快”的基本要求。其中一部分器械属于临床常见、常用的基础外科手术器械，本节主要介绍基础外科手术器械的名称和使用方法。

一、手术刀（scalpel）

手术刀的功能主要用于切开和解剖组织，由刀柄、刀片两部分组成。

大刀柄配 23 号刀片，小刀柄配 11 号尖头刀片，刀柄可以重复消毒使用。刀片有圆、尖、弯刀区别，一般是一次性使用。安装及拆卸刀片时，需要使用持针器，而且注意避人，传递刀片时刀尾朝前。

手术刀的握持方法一共分为以下 4 种。

第一种：持弓式（指压式）。是最常用的一种持刀方式，动作范围广而灵活，用力涉及整个上肢，但主要集中在腕部，主要用于胸腹部较大的切口（图 2-2-1）。

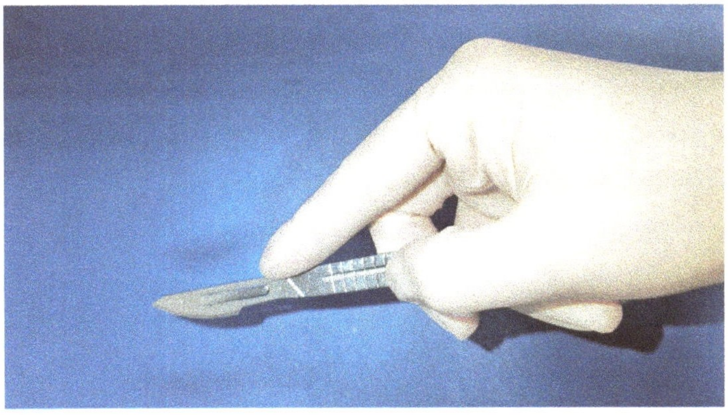

图 2-2-1　持弓式

第二种：执笔式。这种握持法，用力轻柔，操作灵活准确，便于控制刀的活动度，其动作和力量主要在手指。用于短小切口及精细手术，如解剖血管、神经及切开腹膜等（图 2-2-2）。

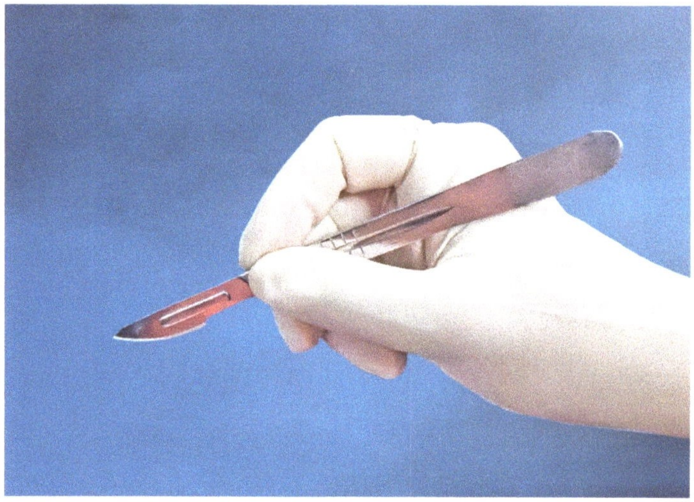

图 2-2-2 执笔式

第三种：抓持式（全握式）。全手握持刀柄，拇指与示指紧捏刀柄刻痕处。此法控刀比较稳定。操作的主要动点在于肩关节。用于切割范围广、切口部位深、需用力较大的手术，如截肢、肌腱切开等（图 2-2-3）。

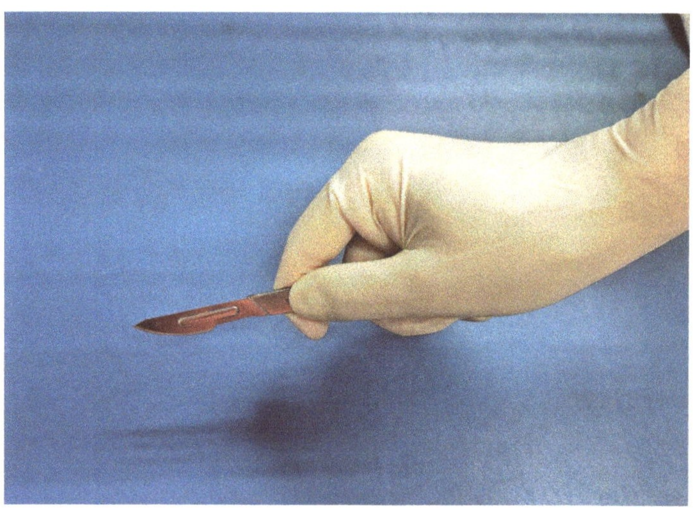

图 2-2-3 抓持式（全握式）

第四种：反挑式。是执笔式的一种转换形式，刀刃向上用于挑开浅表皮肤，可以避免损伤深部组织。操作时动点在于手指，常用于浅表脓肿切开引流（图 2-2-4）。

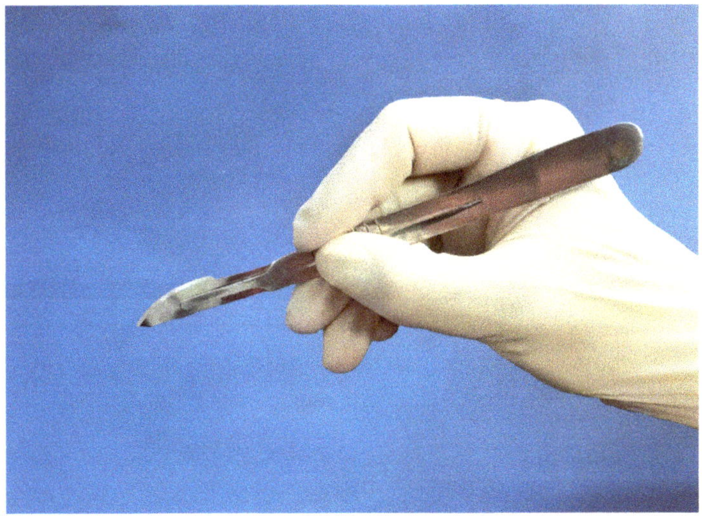

图 2-2-4 反挑式

二、手术剪（scissors）

剪刀形状差异较大，主要可以根据尖端分为尖头和钝圆头两种，组织剪多为钝头，前端呈弧形，用于剥离、剪开组织；线剪多为尖头，前端笔直，用于剪线。执剪的正确姿势见图 2-2-5。

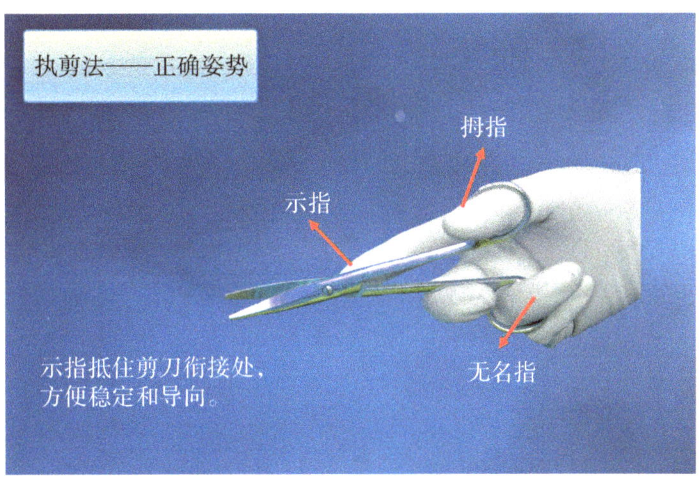

图 2-2-5 执剪的正确方式

三、镊子（forceps）

外科手术用镊子分为有齿镊和无齿镊两种（图 2-2-6），齿又可分细齿、单齿和多齿，镊子有长短之分。镊子齿的设计与专科的使用需要有关。

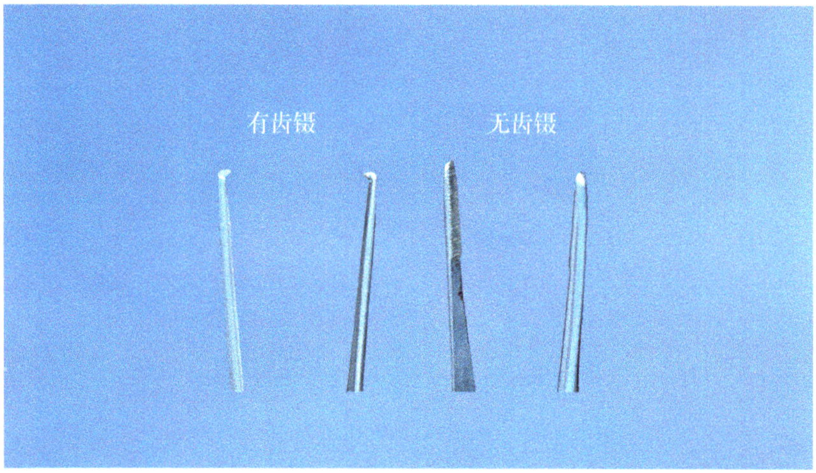

图 2-2-6 镊子

（1）有齿镊（teeth forceps）：用于夹持较坚韧的组织，如皮肤、筋膜等，因尖端有勾齿，夹持组织牢固，但由于其对组织损伤也较重，故不宜用于夹持脆弱组织。

对于比较脆弱的组织，如心包等，如果必须用有齿镊夹持时应选用细齿镊。

（2）无齿镊（smooth forceps）：用于夹持软组织、脏器及敷料。浅部操作时用短镊，深部操作时用长镊。尖头平镊对组织损伤较轻，用于血管、神经的手术。

正确持镊是用拇指对示指与中指，持于镊柄中部凹槽处，镊子柄置于虎口上方。

四、血管钳（hemostat clamp）

各型血管钳的差异主要在齿槽床。为了利于手术操作，齿槽床分为弯、直、直角、弧形等。无损伤血管钳的齿槽浅而细，弹力较好，钳身轻小，夹力小，所以对血管内膜的损伤较轻。常用的止血钳有以下几种。

（1）直血管钳（straight clamp）：用于夹止浅层组织出血、协助拔针等。

（2）弯血管钳（kelly clamp）：用于夹止深层组织或内脏的血管出血，也常用于分离和解剖组织。弯血管钳有长、短及大、中、小类型之分，如长弯血管钳（20 cm、22 cm、26 cm）、中弯血管钳（16 cm、18 cm）、小弯血管钳（14 cm）等。

（3）蚊式血管钳（mosquito clamp）：为细小精巧的血管钳（12.5 cm）。有直、弯两种，用于脏器、面部及整形等手术的止血。

（4）有齿血管钳（Kocher clamp）：用于夹持较厚组织及易滑脱组织（如肠系膜、大网膜等）内的血管出血，前端齿可防滑脱（图 2-2-7）。

血管钳使用时用拇指和无名指各持住血管钳一个环口，中指和小指协助无名指和拇指轻轻用力对顶即可。

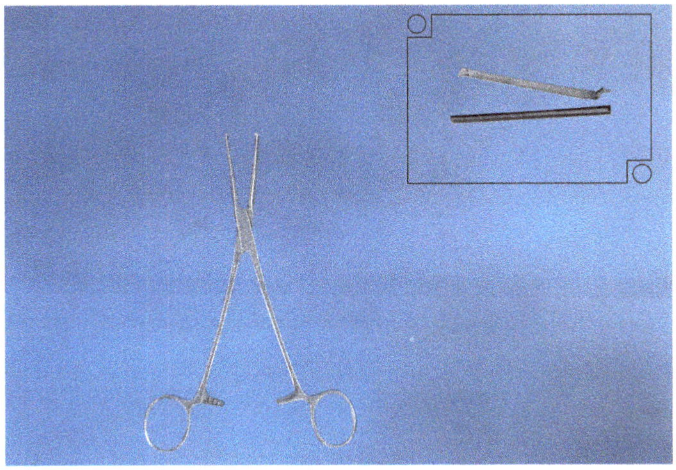

图 2-2-7　有齿血管钳

五、卵圆钳（ring forceps）

卵圆钳又称海绵钳（sponge holding forceps）或者消毒钳，分弯、直两种，又分有齿和无齿，主要用于皮肤消毒时夹取纱布（图 2-2-8）。无齿卵圆钳在探查腹腔时使用（无损伤）。

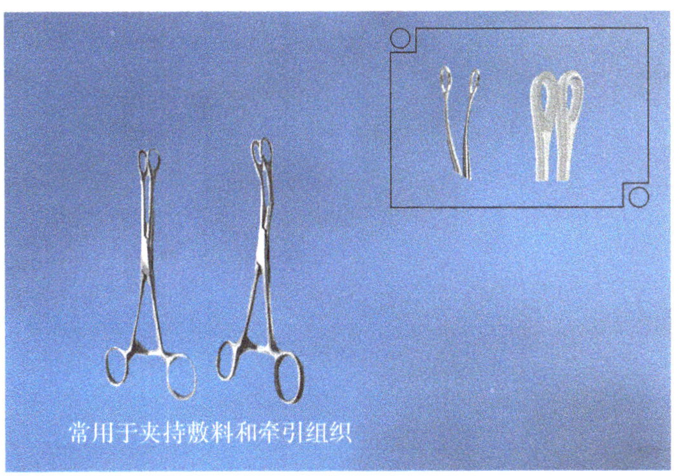

图 2-2-8　卵圆钳

六、组织钳（Allis clamp）

组织钳又称鼠齿钳，弹性好，因头端有一排细齿似鼠齿而得名。用于钳夹皮肤、软组织、皮瓣、肿瘤包膜，也可用于钳夹小纱布（图 2-2-9）。

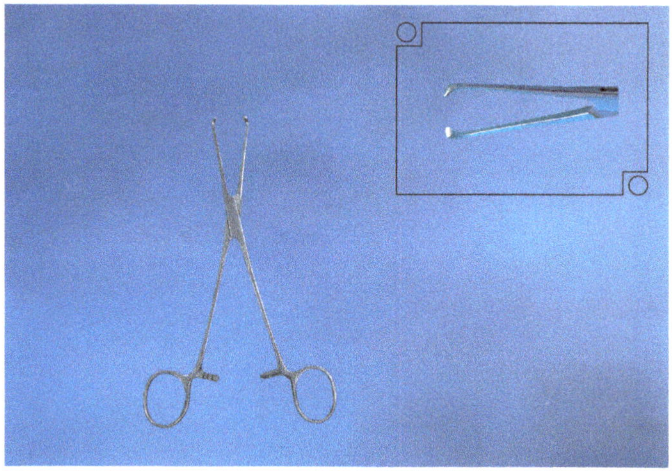

图 2-2-9 组织钳

七、肠钳（intestinal clamp）

扁平而富有弹性，无损伤，用于暂时阻断胃肠道，以防内容物溢出。有弯、直之分。内齿为网状、表浅、无损伤型，使用时通常上 1 齿为宜（图 2-2-10）。

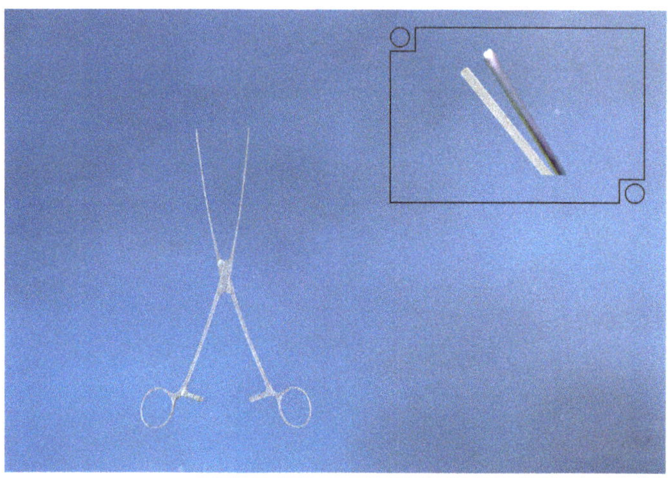

图 2-2-10 肠钳

八、巾钳（towel clamp）

尖端锐利，用于钳夹并固定手术巾，使用时注意避免夹到患者（图 2-2-11）。

九、持针器（needle holder）

前端较短且内齿为网状，这是区别其他器械的重要特征（图 2-2-12）。主要用于夹持缝针来缝合各种组织，有时也用于器械打结。以用持针器前端的中上 1/3 夹住缝针的

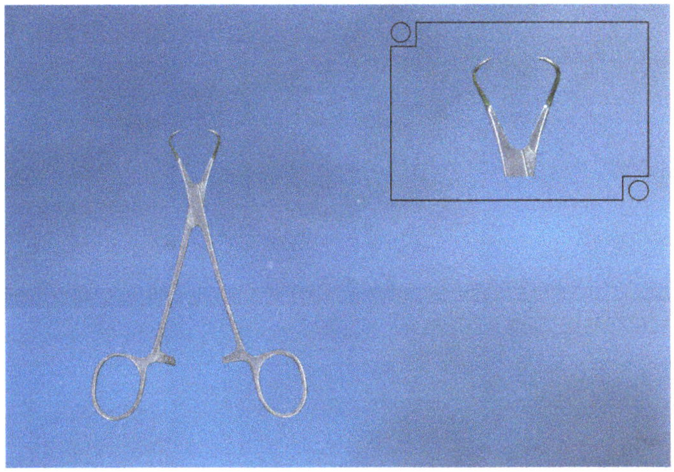

图 2-2-11 巾钳

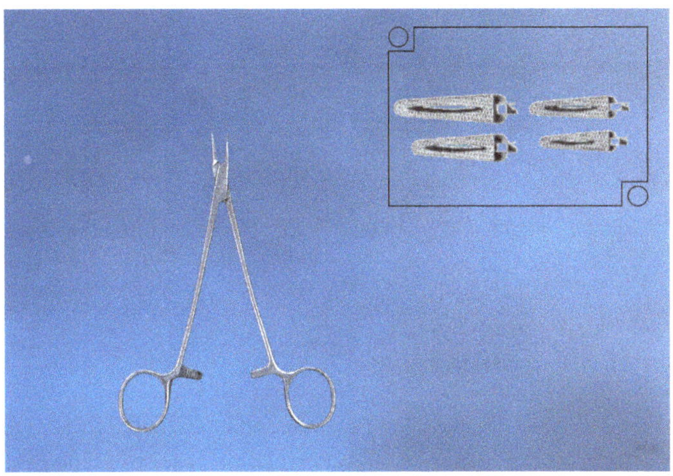

图 2-2-12 持针器

中后 1/3 交界处为宜，多数情况下，正手针夹持的针尖应向左，反手针向右，缝线应重叠 1/3，且将重叠部分放于持针器前端开口内。执持针器的方法有掌握法、指套法和掌指法。

十、拉钩（retractor）

种类繁多，根据组织深浅有大小、宽窄之分（图 2-2-13）。常见的有皮肤拉钩（用于牵拉皮肤及皮下组织）、甲状腺拉钩（用于牵拉撑开皮下和较表浅的肌肉组织）、阑尾拉钩（用于较深的肌肉和腹膜组织）、腹腔拉钩（用于暴露深部组织及腹腔）、S 形拉钩（主要用于腹部手术）和自动拉钩（部分专科手术）。

十一、吸引器（suction）

用于吸引手术野中的出血、渗出物、脓肿、空腔脏器中的内容物、冲洗液等，使手

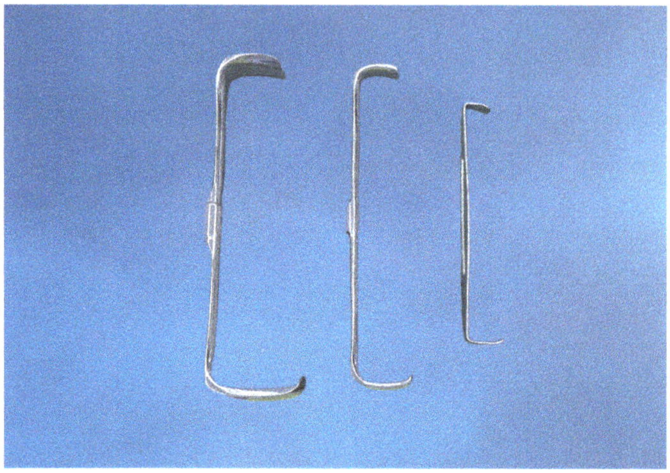

图 2-2-13 拉钩

术野更清晰。由吸引器头、橡皮管、玻璃接头、吸引瓶及动力部分组成。

十二、缝针（suture needle）

有三角针、圆针之分，根据针的粗细、弧度分为各种型号。另有弯、直之分，直针现已少用，多用圆针。三角针用于皮肤、瘢痕、韧带，余用圆针。

十三、缝线（surgical suture）

分可吸收线、不可吸收线两大类。选线原则为组织反应小、张力强、打结方便、牢靠。缝线型号目前常用 2 种编号，丝线多使用中国编号，号数越大表示缝线越粗，张力强度越大，常用的有 10# 线（减张缝合）、7# 线（多用于腹膜连续缝合及阑尾、犬盲肠根部结扎等）、4# 线（多用于结扎组织、血管等）、1# 线和 0# 线（多用于皮肤、皮下、少量组织及小血管结扎）；其他合成缝线则多使用美国编号，“0” 数越多的线越细。

（隋明星　张　威）

第三节
缝合（一）

扫码看视频

缝合，其实是一个古老的概念。尽管当今的缝合材料和手术技艺已经十分精湛，但缝合的基本步骤与原则依然没有改变，这是每一个外科医生都必须掌握的知识和基本技能。

一、缝合的基本步骤

临床上使用的缝合方法有很多种，但无论是何种方法，其缝合的基本步骤是一样的（图 2-3-1）。

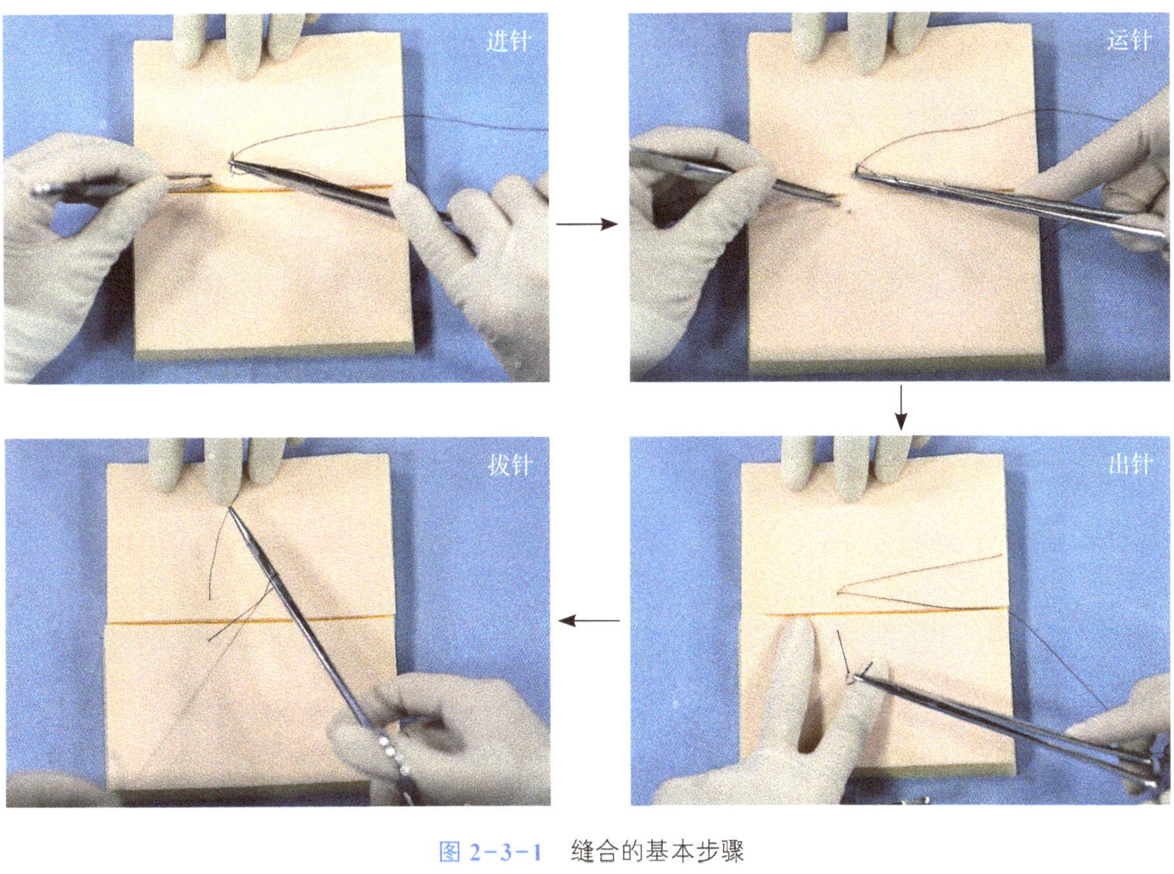

图 2-3-1　缝合的基本步骤

进针：针尖对准进针点，垂直刺入组织内。

运针：借助术者右手及手腕的内旋力量旋转持针器，经组织深部运送针尖至对侧。

出针：镊子固定对侧组织，右手用力，将针尖自出针点垂直刺出。

拔针：右手持针器顺针弧度拔出缝针，带出缝线。

缝合口诀为：进针要垂直，运针顺弧度，出针应加速，拔针应尖下。

二、缝合的基本原则

随着技术的不断进步，缝合方法也有了很大的变化，但缝合的基本原则仍未改变。

（1）逐层缝合：在缝合的过程中要保证缝合创面或伤口的良好对合，缝合应分层进行，按组织的解剖层次进行缝合，逐层对合，不留残腔，防止积血、积液和感染。比如缝合腹壁的右侧经腹直肌切口，应该分为腹膜及腹直肌后鞘、腹直肌前鞘、皮下筋膜脂肪层和皮肤等五层缝合。

（2）张力适度：每针之间的间距均匀一致、张力松紧适度。缝合密度应当以两针之间不发生弧形裂隙为宜，结扎缝合线的松紧度应以切口边缘紧密相接为准，以不割裂组织且不使结扎部位组织发生缺血性坏死为宜。

（3）选择合适的缝针及缝线：要从手术切口类型、患者自身状况、手术性质、缝合组织等因素的不同，恰当地选择缝针和缝合方式，以达到缝合组织充分愈合的目的。

（4）掌握好针距、边距：恰当的针距和边距不仅使缝合后的伤口美观，同时使伤口张力平均分布于每一根缝线上，使伤口能得到更好的愈合。

三、常用的缝合方法

常用的缝合方法及分类有很多，比如按照对合关系可以分为内翻缝合、外翻缝合等，根据缝合形状可以分为“8”字缝合、荷包缝合和“U”字缝合等，根据缝线的连续性可以分为间断缝合和连续缝合等。下面将讲解每一种缝合方法的操作要领。

（一）单纯间断缝合（simple interrupted suture）

方法：缝针自创缘一侧垂直刺入，至对侧相应的部位穿出；每缝一针，打一个方结，边距 5 mm，针距 10 mm（图 2-3-2）。

要求：创缘彼此密切对合，控制边距（进出针点距创缘距离）和针距（两根相邻缝线之间距离），在伤口一侧打结，操作过程中镊子握于左手掌心，便于左右手配合。

用途：皮肤、皮下组织、筋膜、腱膜、血管、神经、胃肠道、实质性脏器的缝合。

优点：操作简单，容易掌握；对创缘血液循环影响较小，利于伤口愈合；能够根据创缘张力调整每个缝线的松紧度；即使个别缝线断裂，不致整个创面裂开；如果伤口局部有积液或感染，可拆除少数缝线排液排脓；皮肤切口可作间断拆线。

缺点：需要较多时间，使用缝线较多。

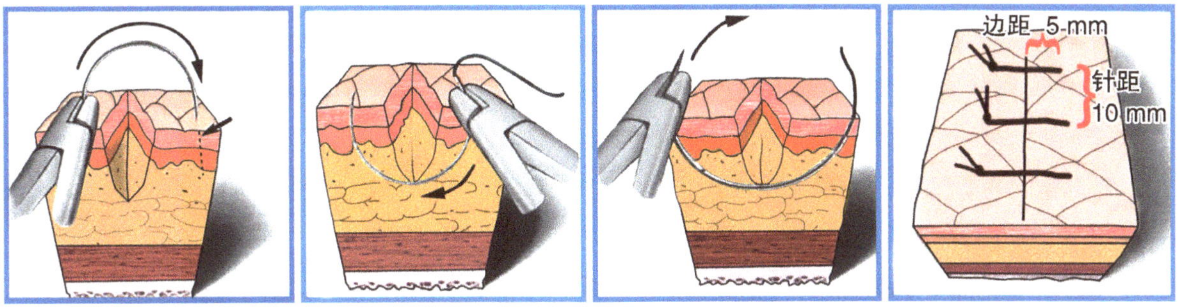

图 2-3-2　单纯间断缝合

（二）单纯连续缝合（simple continuous suture）

方法：使用同一缝线等距离缝合，第一针缝合同单纯间断缝合，打三叠结，剪去线尾，以后每缝一针拉紧缝线，对合创缘，最后一针线尾留在进针侧，打结时双股线与单股线打三叠结（图 2-3-3）。

用途：常用于具有弹性、无太大张力的较长创口，如腹膜、血管、胃肠道缝合。

优点：节省时间，创口密闭性好，止血彻底。

缺点：一处断裂，全部缝线拉脱，整个创口裂开。

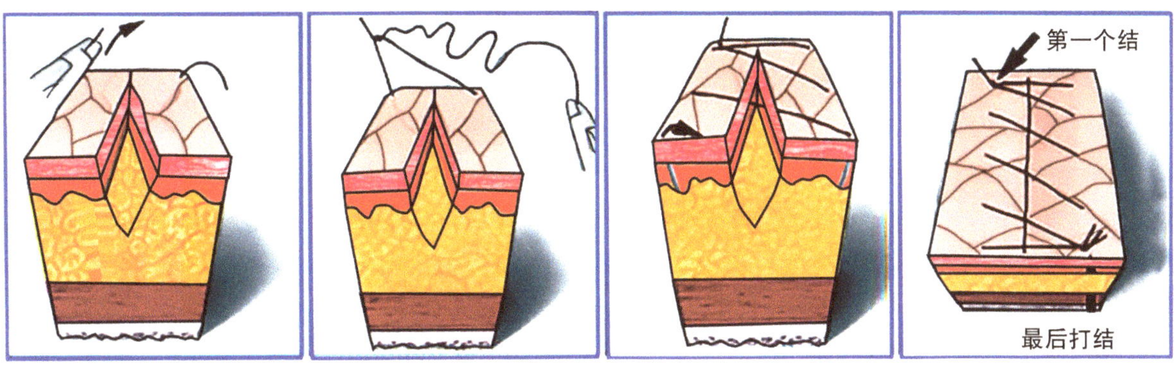

图 2-3-3　单纯连续缝合

（三）内"8"字缝合（internal figure of eight suture）

方法：第一针从右侧到左侧作斜向缝合，第二针与第一针相交，从左侧到右侧斜向缝合，缝线在切口下交叉形成 X 形（图 2-3-4）。

用途：用于张力较大的肌腱、韧带缝合，创面、血管破口缝扎止血。

（四）外"8"字缝合（external figure of eight suture）

方法：第一针从右侧到左侧垂直切口作间断缝合，第二针平行第一针从右侧到左侧穿过切口，缝线的两端在切口上交叉形成 X 形（整体缝线呈"8"字形），拉紧打结（图 2-3-5）。

用途：荷包包埋不完全时的补充手段，也可用于止血及筋膜缝合。

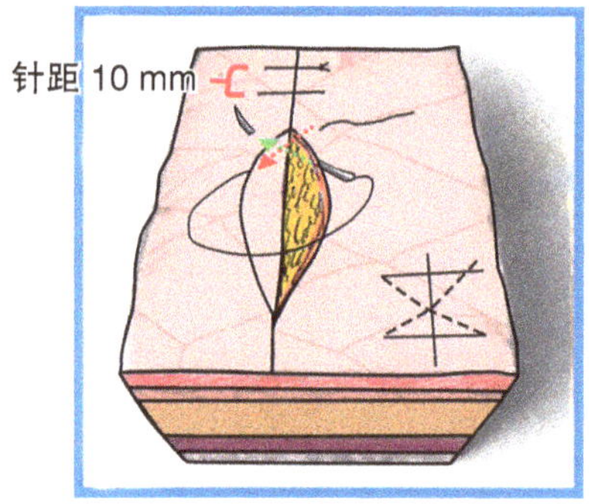

图 2-3-4　内“8”字缝合

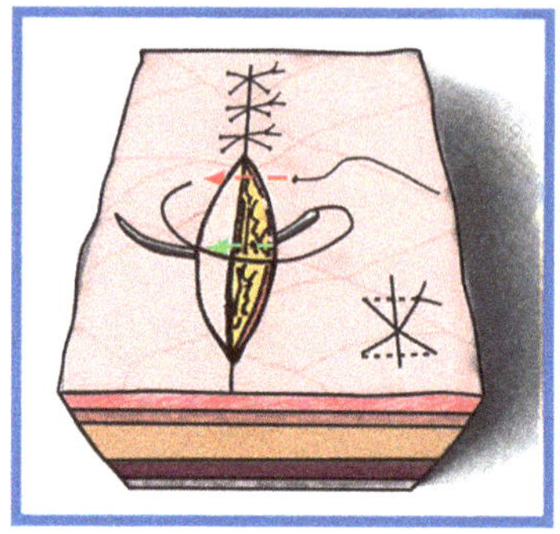
图 2-3-5　外“8”字缝合

（五）垂直褥式缝合（vertical mattress suture）

方法：距离创缘约 5 mm，针刺入皮肤，穿过切口到相应对侧刺出皮肤，然后缝针翻转（为反手针，掌握法拿持针器），在同侧距切口 1～2 mm 处刺入皮肤，越过切口到相应对侧距切口 1～2 mm 刺出皮肤，与另一端缝线打结。缝线间距为 10 mm（图 2-3-6）。

要求：第二针只能刺入真皮下，两侧刺入点接近切口，4 个进出针点需在一个水平面与切口垂直，结扎时两侧皮缘外翻。

用途：适于颈部、腋窝等部位及老年人松弛皮肤的缝合，保证两侧创缘对合良好。

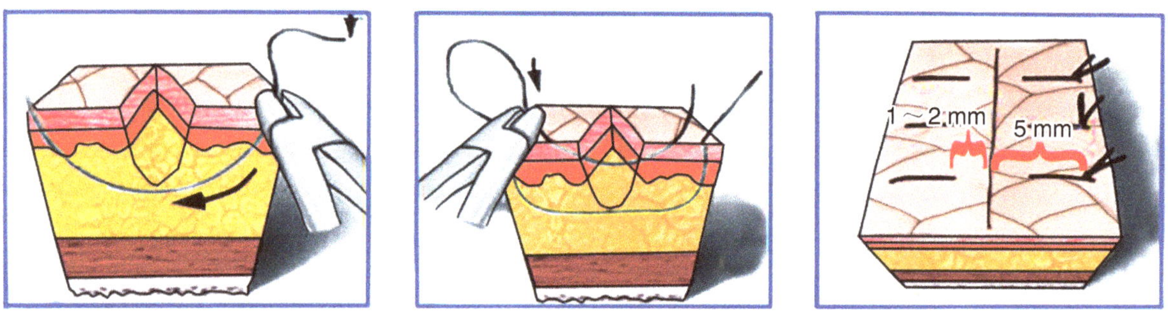

图 2-3-6　垂直褥式缝合

（六）水平褥式缝合（horizontal mattress suture）

方法：距创缘 5 mm，刺入组织，越过伤口到对侧相应部位刺出，然后缝线与切口平行向前约 10 mm，再刺入组织（为反手针，掌握法拿持针器），越过伤口到相应对侧刺出，与另一端缝线打结。缝合间距为 10 mm。同侧进出针点连线与切缘平行（图 2-3-7）。

用途：血管破口修补，血管吻合口渗漏处补针。间距、边距视血管粗细而定。

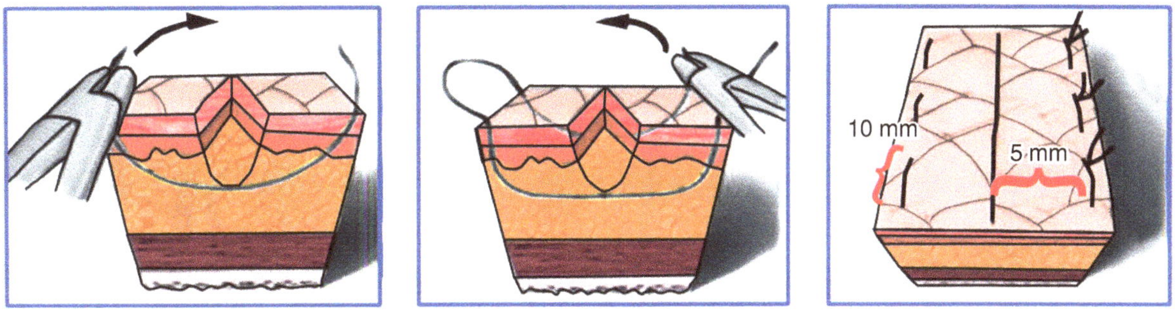

图 2-3-7　间断水平褥式缝合

（七）荷包缝合（purse-string suture）

方法：在组织表面环形连续缝合一周，结扎时将中心内翻包埋，表面光滑，有益于愈合。以阑尾残端为例，进针点距阑尾残端 5～10 mm（视残端大小而定），针间距 3 mm，最后一针尽可能靠近第一针（＜3 mm），但不要超过第一针（图 2-3-8）。

用途：用于胃肠道小切口、阑尾残端的包埋、十二指肠残端封闭、造瘘管在器官的固定等。

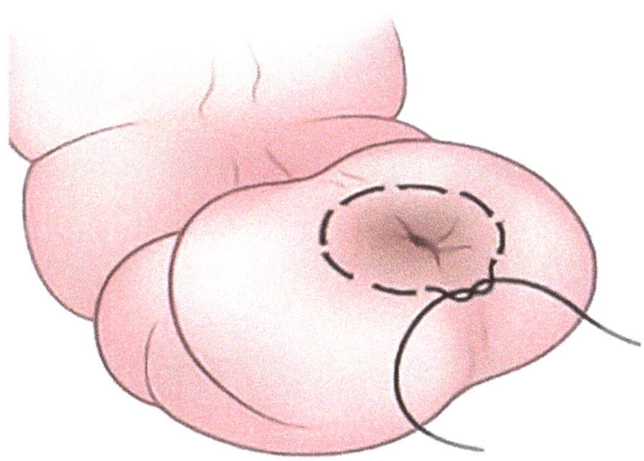

图 2-3-8　荷包缝合

（八）贯穿缝扎（suture ligation）

方法：将钳夹组织的血管钳平放，缝针紧贴血管钳下方穿过，出针后绕过血管钳后方再缝一针，收紧后在血管钳前方打结，缝合的路线呈“8”字形，注意两次进针点要紧贴，以保证含血管的组织被包绕在“8”字结扎线以内（图 2-3-9）。

用途：用于组织较多、单纯结扎困难或线结滑脱可导致严重并发症的组织（如含有重要血管的脾蒂）的缝合结扎。

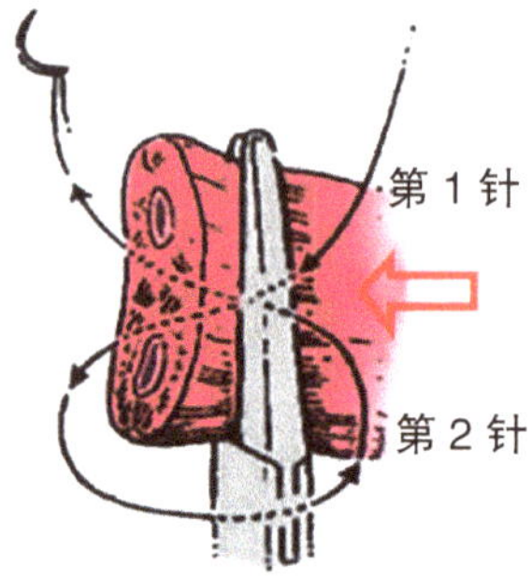

图 2-3-9 贯穿缝扎

四、缝合相关的三种操作技术（持针器打结、剪线和拆线）

（一）持针器打结

持针器打结适用于深部、狭小手术野的结扎或缝线过短用手打结有困难时。优点是可节约时间，不妨碍视线。其缺点是，当有张力缝合时，第一个结易松滑，需助手辅助才能扎紧。打结口诀：上缠下绕，器械居中，前后交叉，勿忘压线（图 2-3-10）。

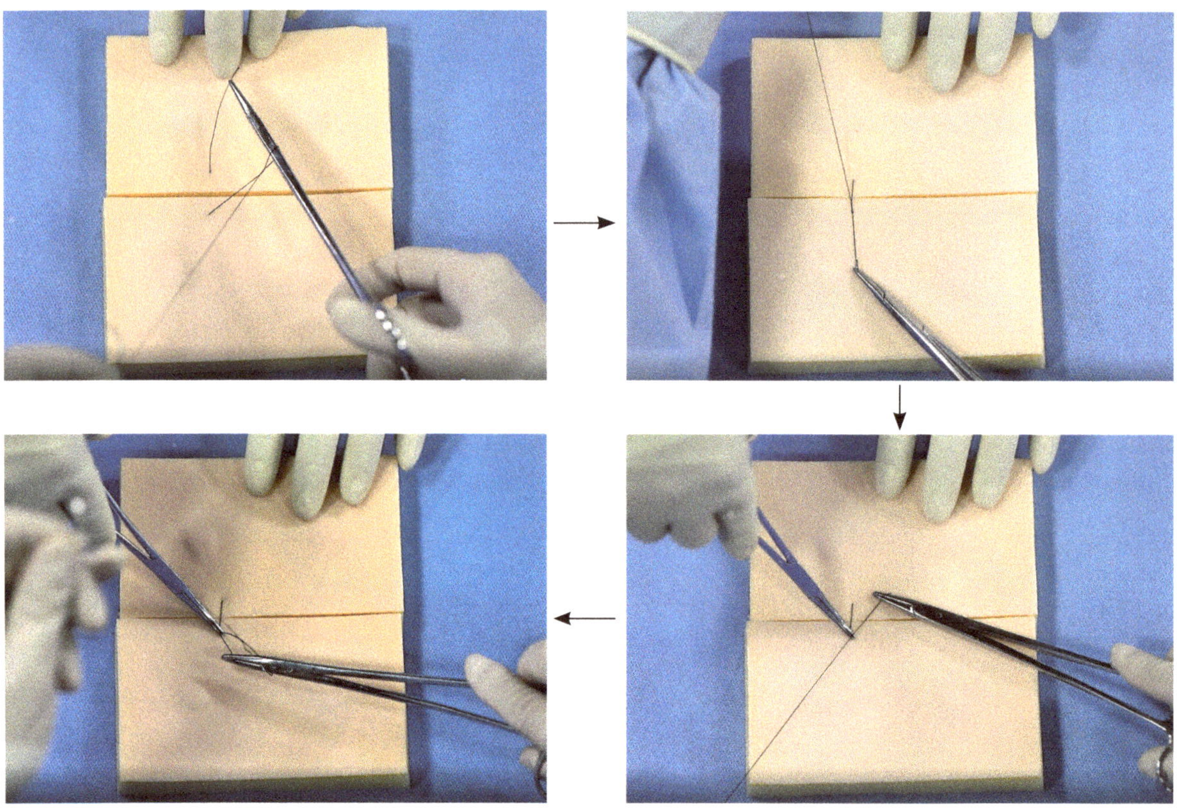

图 2-3-10 器械打结法

（二）剪线

要领：靠、滑、侧、剪（图 2-3-11）。具体操作步骤为：在直视下将剪刀尖端略张开，掌心向下，将开口处顺着缝线下滑至线结处，稍加倾斜（倾斜 30°）剪断缝线。埋在组织内的结扎线头，在不引起松脱的原则下剪得越短越好。丝线、棉线一般留 1 mm，但如果为较大血管的结扎，保留线结应稍长；皮肤缝合后的结扎线的线结留 10 mm，以便拆线。另外，犬皮肤切口保留线结应小于 5 mm，以免犬撕咬。

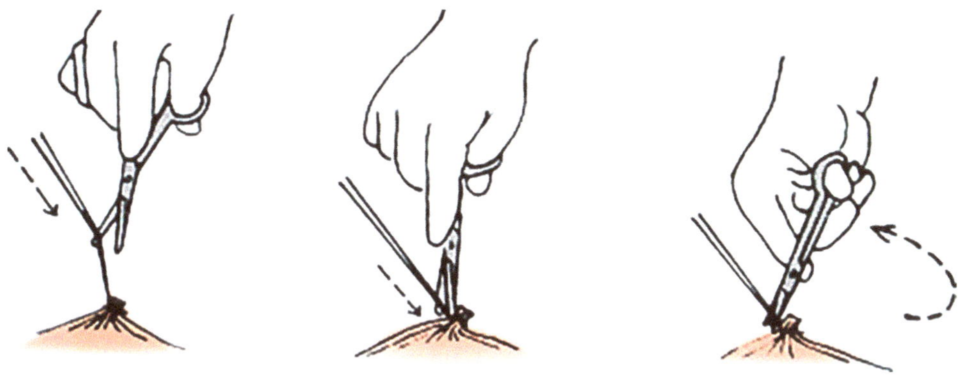

图 2-3-11　剪线步骤

（三）拆线

要领：提、压、剪、拉（图 2-3-12）。具体操作步骤为：皮肤常规消毒后，用无齿镊轻提线结，使埋于皮肤的缝线露出，用线剪将露出部剪断，轻轻抽出，注意不要使暴露在皮肤外的缝线经过皮下组织这样易导致细菌植入而引起感染。

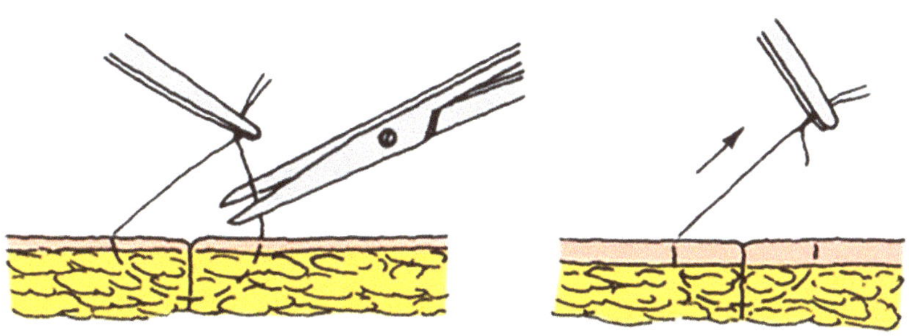

图 2-3-12　拆线步骤

综上所述，基础缝合的内容可总结为：缝线选择要适当，按层缝合无死腔；宽窄深浅要相当，过紧过松不恰当；皮外线结稍留长，体内线结短理想。

（隋明星　周潇逸）

第四节
缝合（二）

扫码看视频

肠管的吻合有多种缝合方式，不同缝合方式的区别主要在于缝合层次的不同，但是缝合的共同要求是吻合处肠壁应保持内翻，浆膜层与浆膜层对合，防止肠壁黏膜外翻而导致吻合口愈合不良。

一、简要步骤

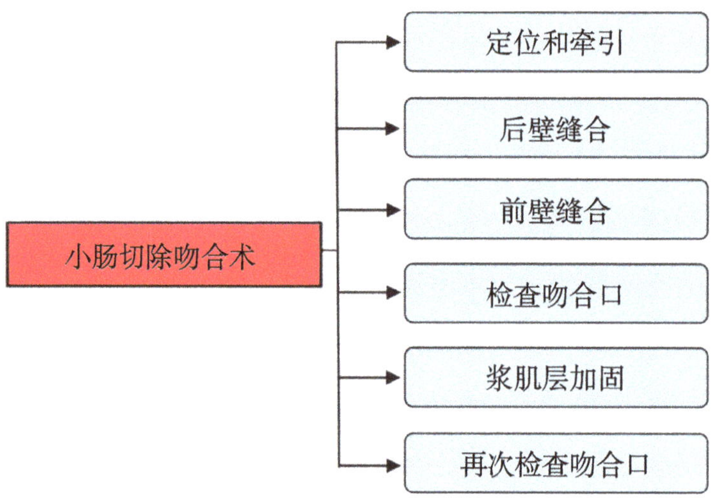

二、目的要求

（1）通过袜套模拟小肠吻合术，了解小肠吻合的操作方法和步骤。

（2）根据不同的情况和需求，选择相应的缝合方法。

三、术前准备

（1）备皮位置：不需要。

（2）麻醉方式：不需要。

（3）手术体位：无。

（4）器械准备：切口缝合包。

四、操作步骤

（一）切口选择

无。

（二）人员分工

术者——缝合操作。助手——帮助术者进行牵拉、打结。

（三）手术步骤

1. 固定和牵引　缝合牵引的两针，同时也是浆肌层加固缝合的两针。

术者：距肠断端 10～15 mm 用肠钳夹闭肠管，用以控制肠内容物、固定肠管，便于吻合（图 2-4-1）。注意肠钳只夹一个齿，避免钳夹过紧造成肠壁损伤。然后距离断面 5 mm，于两端分别进行浆肌层缝合，各一针（图 2-4-2）。术者侧缝线由术者打一方结。

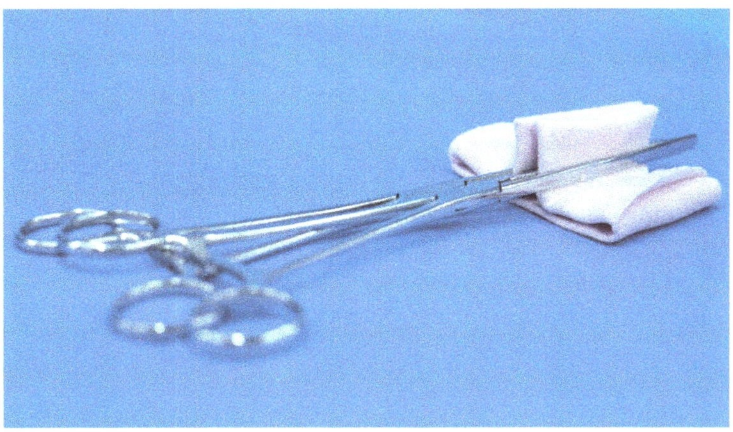

图 2-4-1　固定肠管

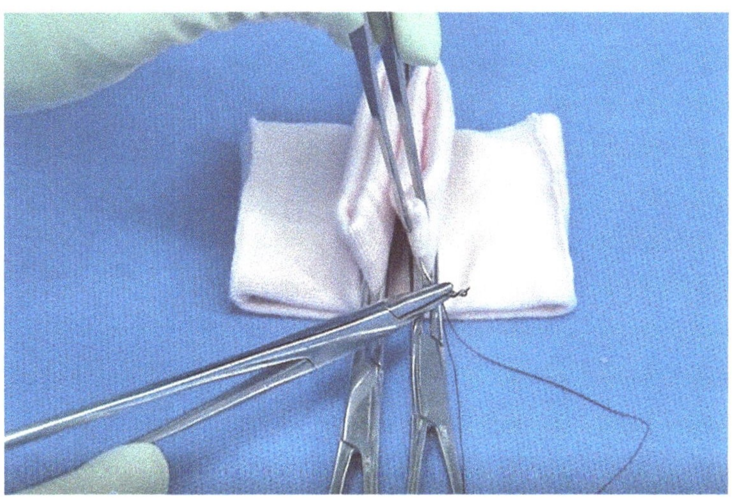

图 2-4-2　浆肌层缝针，进行牵引

助手：配合术者持线；助手侧缝线由助手打一方结（图 2-4-2）。将线尾缠绕在一把蚊氏血管钳上并夹住，自然下垂形成牵引。

牵引固定之后，开始肠管的全层缝合。全层缝合的第一针，同时也是前壁缝合的最后一针。

术者：术者右侧肠管浆膜面距离断面 3 mm 处进针，穿透全层，黏膜面出针，再由同侧肠管黏膜面进针，浆膜面出针。然后由对侧肠管浆膜面进针，穿透全层，黏膜面出针，再由黏膜面进针，浆膜面出针，出针点与进针点对称。打三叠结后，短的尾线与牵引线一起固定。

2. 肠管后壁连续锁边缝合　继而转入后壁的缝合。

术者：从术者左侧肠管处靠近吻合口后壁起始处进针，进针点紧靠打结处，外侧进针，内侧出针。

助手：牵线，并收紧缝线（图 2-4-3）。

术者：右侧肠管后壁内层进针，外层出针，再由左侧肠管外层进针，内层出针，术者左手持针尾及线，右手持针器扶持另一侧线尾处。

助手：再收紧下一针后继续牵引。

如此反复，最终完成后壁缝合。

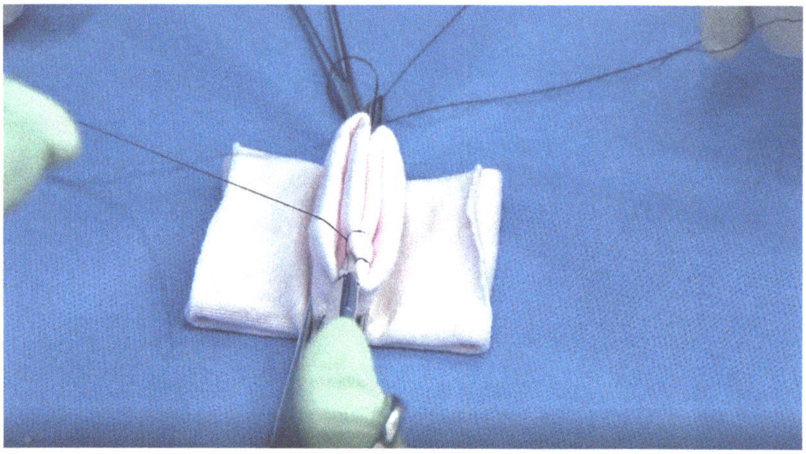

图 2-4-3　后壁连续锁边缝合

3. 肠管前壁连续全层水平褥式内翻缝合　左侧肠管出针后立即跨越至术者右侧肠管。

术者：自对称位置浆膜面进针，穿透肠壁全层，沿肠管断面平行方向行进后由同侧黏膜面进针，同侧浆膜面出针。左右两侧交替。

助手：术者与助手配合，使肠管边缘内翻。

如此反复，最终完成前壁的缝合（图 2-4-4）。进针点与出针点距离边缘均为

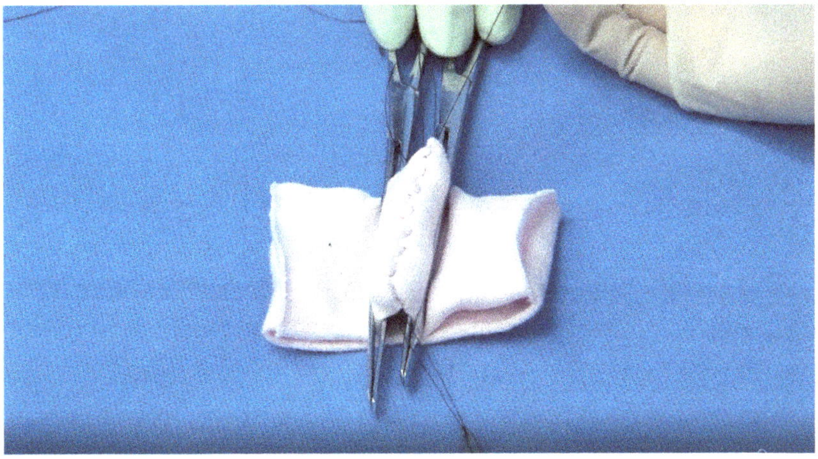

图 2-4-4　后壁、前壁缝合完成，肠道连续性恢复

3 mm，针距 3 mm。注意相邻左、右进出针点应与吻合口垂直，最后一针其尾线与后壁缝合第一针短的尾线打三叠结（在腔外）。

4. 检查吻合口　此时前、后壁的缝合均已完成，肠管缝合的第一层缝合结束，需要检查吻合口是否通畅。

术者：松开肠钳，术者左手拇指与示指对合。小肠肠腔可容纳一指腹（图 2-4-5），没有缝线缝至对侧肠壁，则吻合口是通畅的。继续进行第二层即浆肌层的加固缝合。

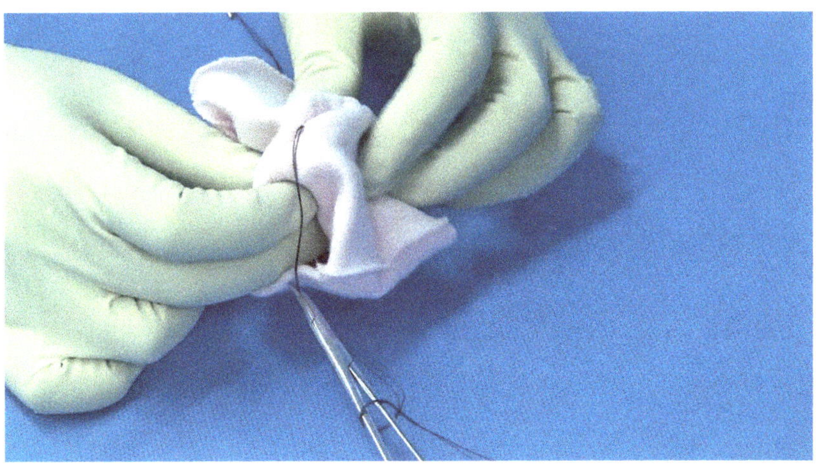

图 2-4-5　吻合口检查

5. 浆肌层间断垂直褥式缝合　吻合口的前、后壁分别加固，先加固吻合口的前壁。

术者：从吻合线一侧浆膜面距吻合线 4 mm 进针，沿黏膜下层垂直吻合线走行，注意不要穿透肠管全层。然后从同侧浆膜面距离吻合线 2 mm 处出针，跨越吻合线后，自对侧浆膜面距吻合线 2 mm 进针，同样走行于黏膜下层，自同侧的浆膜面距吻合线 4 mm 出针，完成一次缝合（图 2-4-6）。即“4-2-2-4”原则。间距 5 mm。

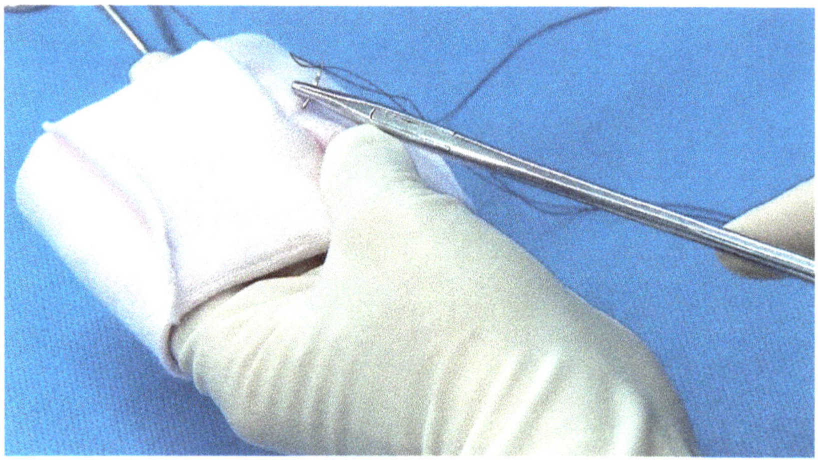

图 2-4-6　浆肌层间断垂直褥式缝合

助手：每缝一针后打方结，并剪断多余线尾。

随后，再加固吻合口后壁侧的浆膜层。

术者：先用蚊氏血管钳将牵引线尾递至对侧，使后壁浆膜面翻到前方。继续采用同样的方法加固。直至没有遗漏后，剪除牵引线。

6. 再次检查吻合口是否通畅　采用前述同样的方法，再次检查吻合口有无狭窄，有无误缝对侧肠壁。

五、注意事项

正确的吻合技术是保证肠道各个层次良好对合，尤其是黏膜下层，该层的良好对合是愈合的关键。缝合时应灵活采用相应的缝合技术，使黏膜面对合，利于肠管的愈合。

（刘　鹏　刘文宇）

第五节 无菌术

扫码看视频

无菌术（aseptic technique）是防止一切微生物侵入，保持灭菌物品及无菌区不被污染的一系列预防措施，包括灭菌法、消毒法及一定的操作规则和管理制度。外科无菌术主要内容有：手术器械、物品、敷料的灭菌法和消毒法；手术人员的术前准备——洗手、穿手术衣、戴无菌手套；患者手术区准备——消毒和铺单；整个手术过程中的无菌原则。

一、目的要求

（1）掌握术前洗手、消毒、铺单的步骤及外科的无菌原则。

（2）熟知外科消毒灭菌方法及戴手套方法。

二、具体操作

（一）洗手法

1. 肥皂水刷手法

（1）刷手范围：三段六面（三段，即手、前臂、上臂；六面，即指尖、手指两侧、指背、指腹、指蹼及指关节）（图 2-5-1）。刷三遍，每次 3 min，冲洗后干毛巾擦干，共 10 min。

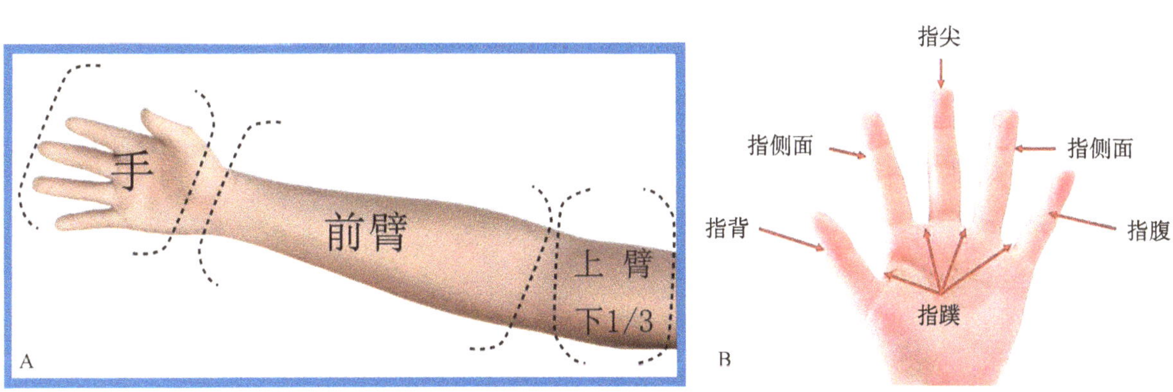

图 2-5-1　刷手范围

（2）干毛巾擦法：先不打开小毛巾，将手掌上的水轻轻吸干；抖开毛巾，抓住对角折成三角形，尖头向手指，往上擦至上臂下 1/3 处；手拎起毛巾一角，使毛巾腾空离开手臂，原角翻转，用另一面以同样方法擦另一手臂（图 2-5-2）。

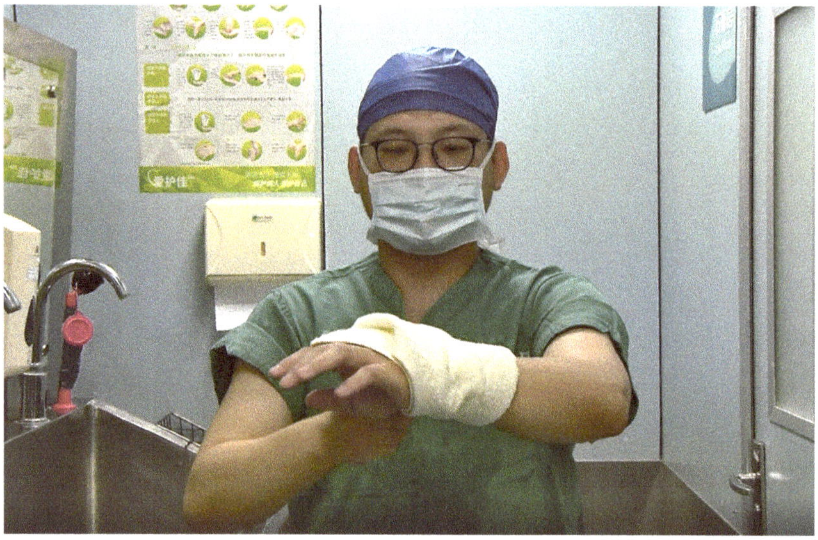

图 2-5-2 干毛巾擦手法

（3）手擦干后，双手及手臂浸入 0.1% 新洁尔灭消毒液中，需浸没至肘关节以上，浸泡中十指要分开，不可握拳，手及手臂不可贴于桶壁上（图 2-5-3），浸泡 5 min 后，将桶里的小毛巾拧干并擦拭手及手臂，然后将小毛巾放回桶里。两手分开放于胸前，肘关节外展与身体保持距离，进入手术室（图 2-5-4）。

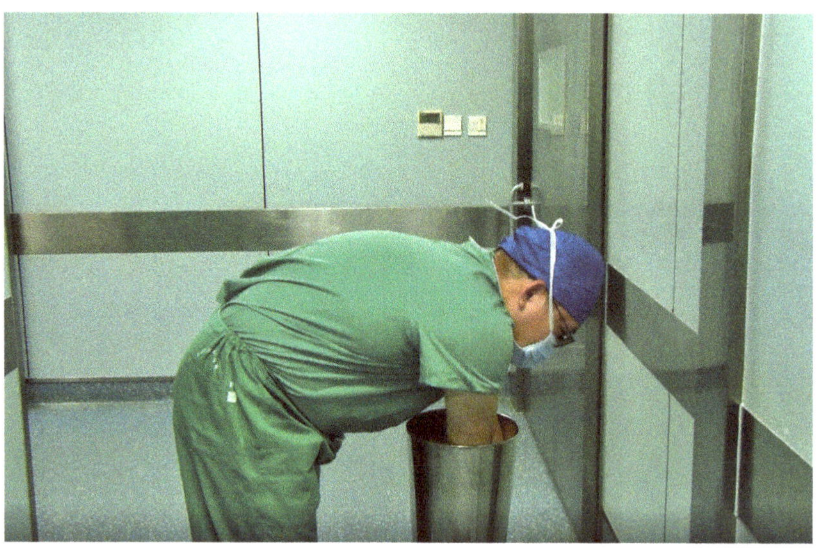

图 2-5-3 双手和手臂浸入消毒液中

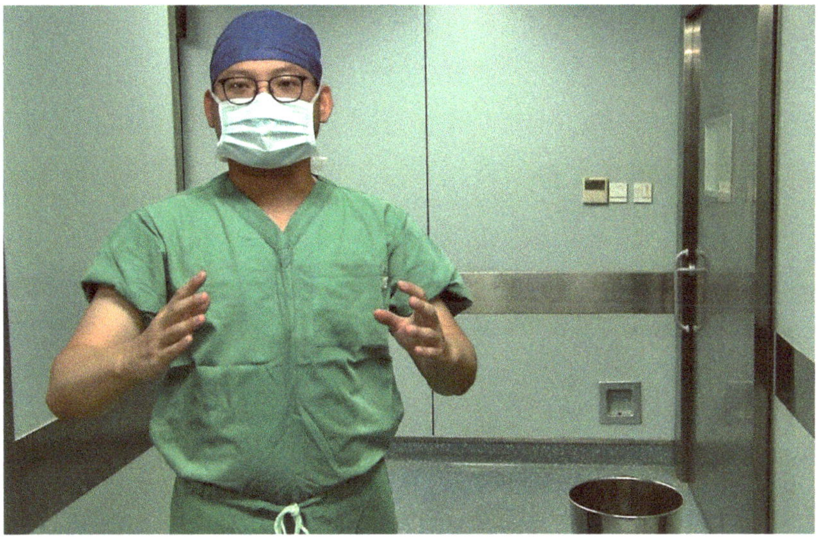

图 2-5-4　进入手术室的姿态

（4）助手消毒铺单后，再次泡手 3 min，并擦拭，后面步骤同前，再次进入手术室。

2. 消毒液洗手法　肥皂液洗 2 遍，第 1 遍揉搓去除手及手臂的油污，第 2 遍按“七步洗手法”清洗手及手臂，然后用外科消毒液按“七步洗手法”消毒手及手臂（图 2-5-5），消毒液停留 3～5 min 待干。七步洗手法步骤如下：

第一步：洗手掌。流水湿润双手，涂抹洗手液（或消毒液），掌心相对，手指并拢

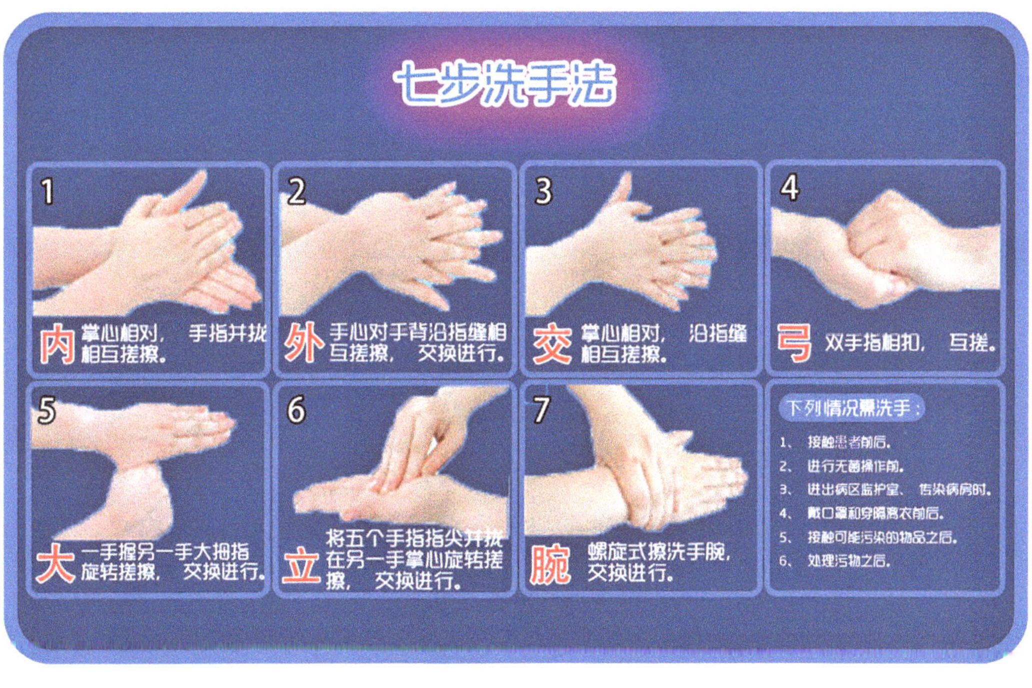

图 2-5-5　七步洗手法

相互揉搓。

第二步：洗背侧指缝。手心对手背沿指缝相互揉搓，双手交换进行。

第三步：洗掌侧指缝。掌心相对，双手五指交叉沿指缝相互揉搓。

第四步：洗指背。弯曲各手指关节，半握拳把指背放在另一手掌心旋转揉搓，双手交换进行。

第五步：洗拇指。一手握另一手大拇指旋转揉搓，双手交换进行。

第六步：洗指尖。弯曲各手指关节，把指尖合拢在另一手掌心旋转揉搓，双手交换进行。

第七步：洗手腕、手臂。揉搓手腕、手臂，双手交换进行。

总结为七字口诀：内、外、交、弓、大、立、腕。

（二）穿手术衣

从无菌器械台上取手术衣；手提衣领两端，轻轻抖开、轻抛；两手插入袖中，巡回护士协助系带；若腰带在胸前，等戴好无菌手套后两手胸前交叉，提腰带送至腋前线，巡回护士协助系带。可总结为：拿、抓、抖、抛、伸、交、系（图 2-5-6）。

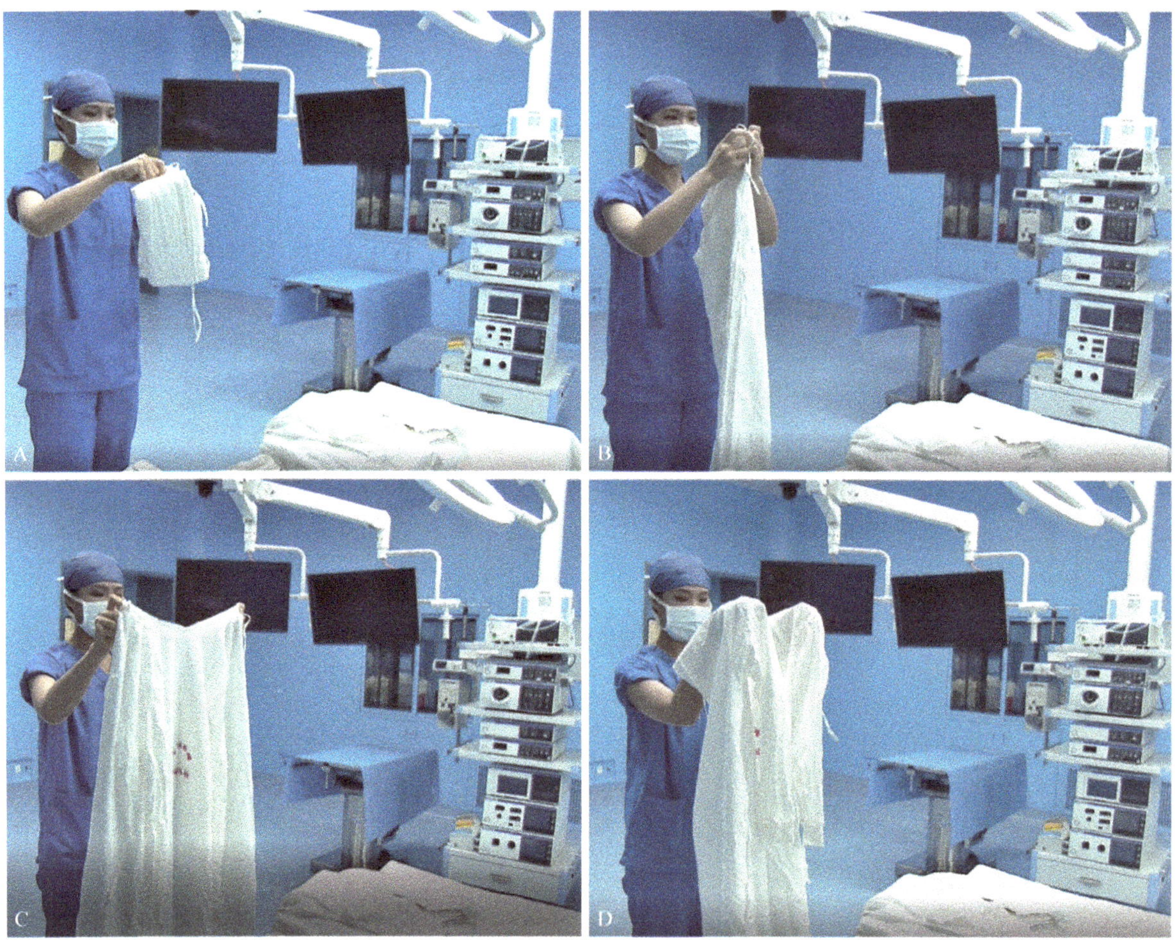

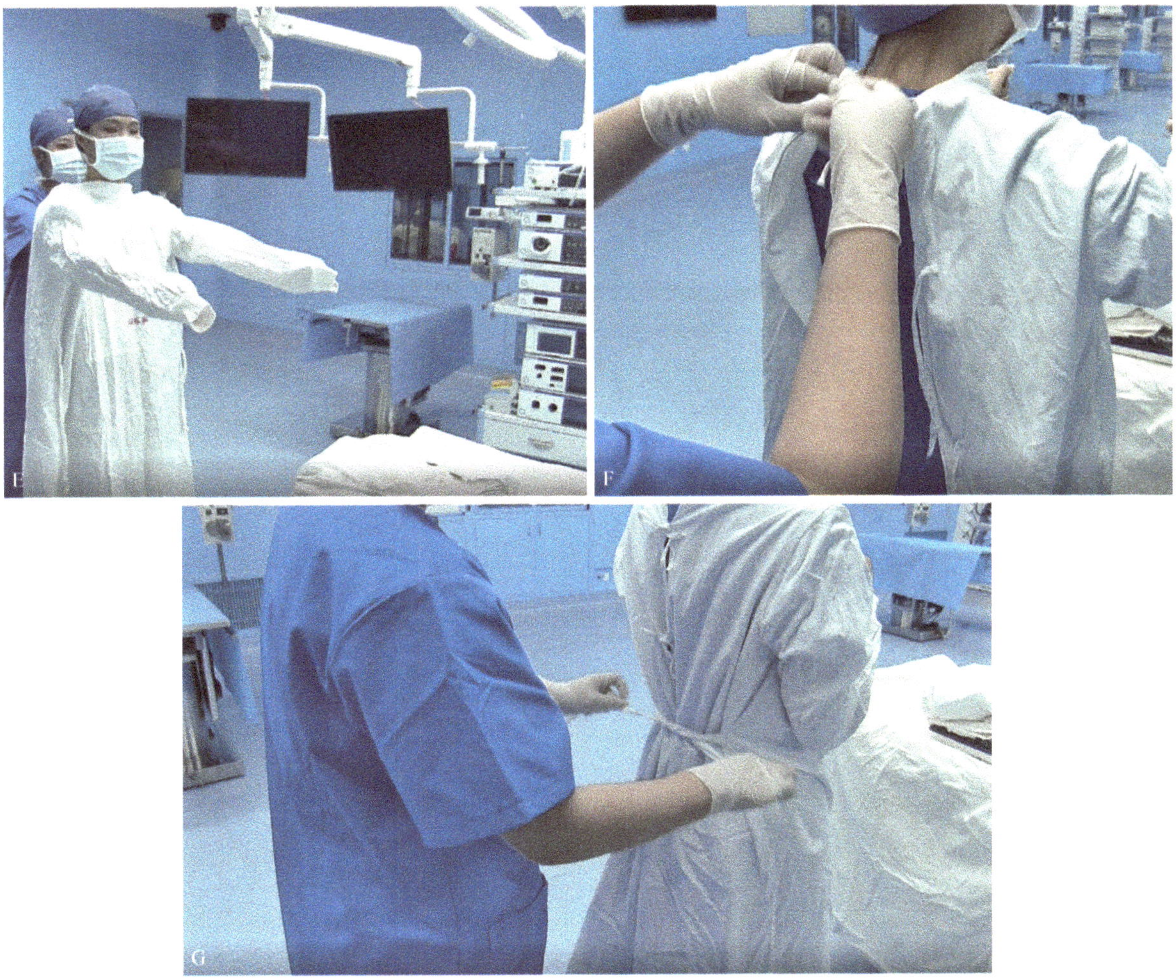

图 2-5-6　穿手术衣步骤

注意事项：

（1）应面对并适当远离无菌手术台，抖开手术衣时勿与自己的衣服或其他物品接触。

（2）穿衣时两臂前伸，不要上抬超过双肩，双上肢保持在无菌范围内（肩以下、腰以上、两侧不过腋前线）。

（三）戴无菌手套

左手拿手套反折面；右手插入右手手套内；戴好手套的右手拇指向外侧张开，四指并拢，插入左手手套返折面内，协助左手戴手套，并将手术衣袖口包住。同样，将右手袖口包住并整理好左右手手套（图 2-5-7）。

注意事项：

（1）戴无菌手套时未戴手套的手只能接触手套内面，戴好手套的手只能接触手套的外面，不能接触手套的内面。

（2）保持在无菌范围内。

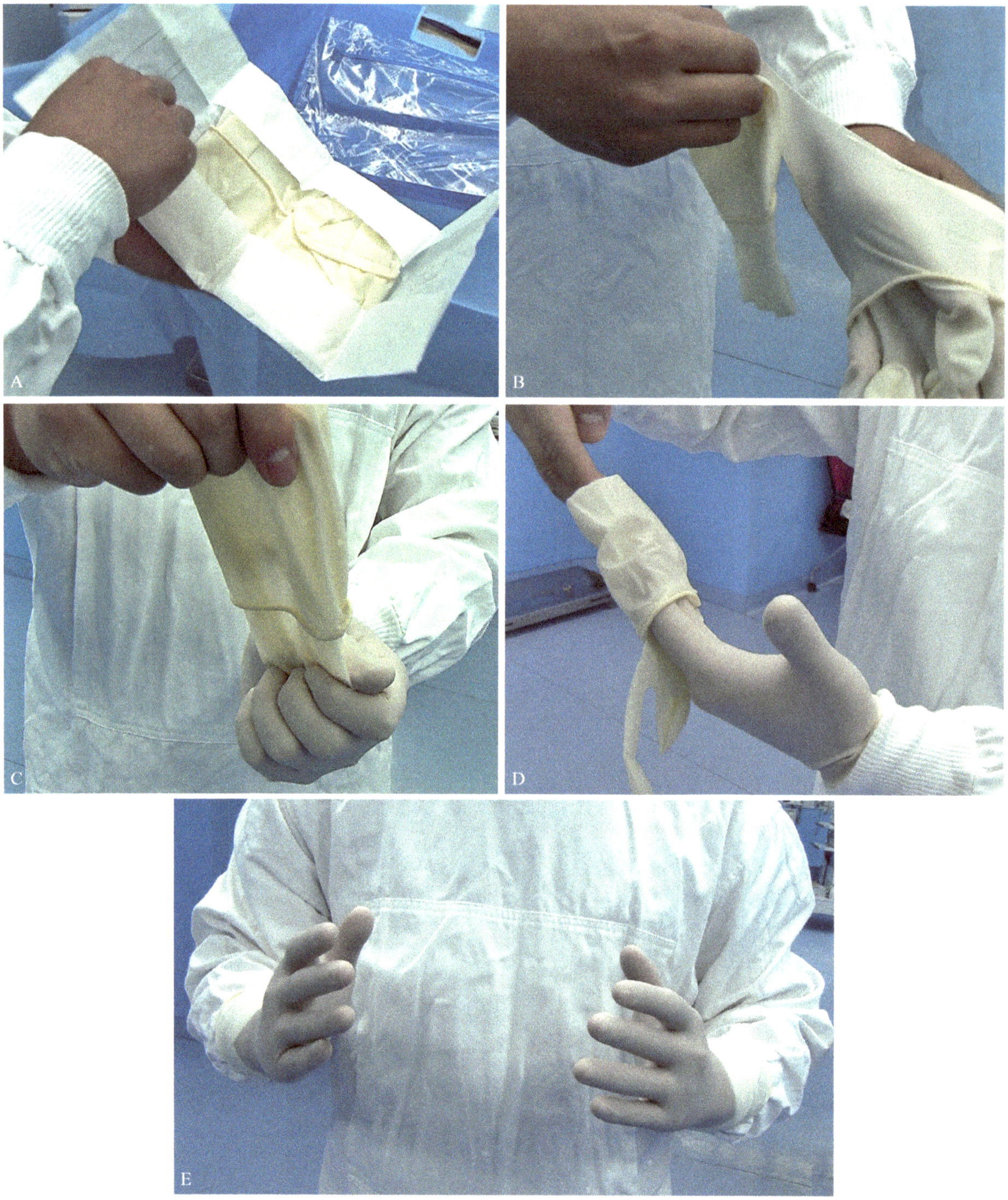

图 2-5-7 戴无菌手套步骤

（四）消毒手术区皮肤（图 2-5-8）

（1）消毒者：第一助手。

（2）消毒范围：距手术切口四周 15 cm 以上。

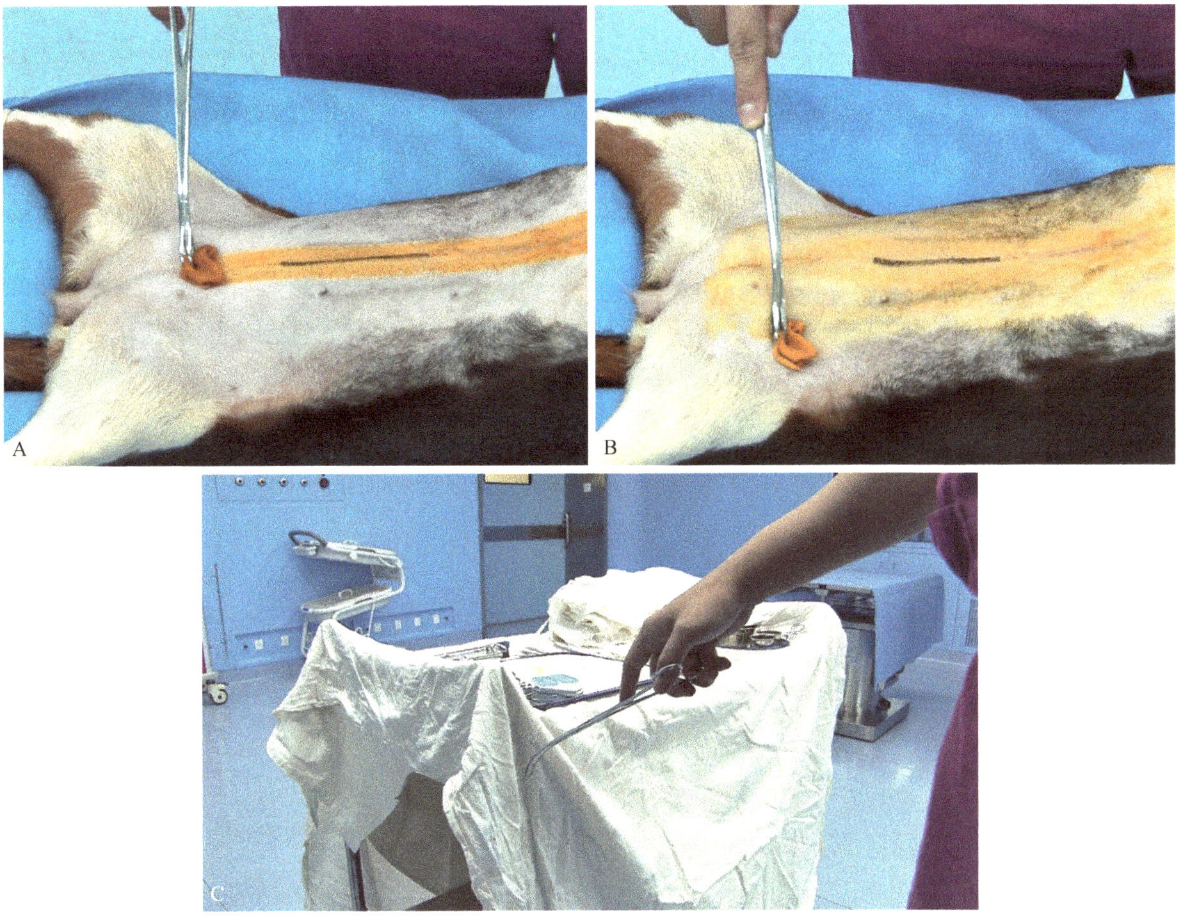

图 2-5-8 消毒手术区皮肤步骤

（3）消毒顺序：由中心向外周，不留空白；污染或感染伤口和会阴区由外向里。

（4）消毒步骤：卵圆钳夹持碘伏纱布擦拭手术区 2 遍（备 2 把卵圆钳各夹持一块碘伏纱布）。

（5）婴儿皮肤、面部、口腔、肛门、外生殖器用新洁尔灭或洗必泰消毒 2 遍。

（五）铺无菌巾单（图 2-5-9）

（1）操作者：第一助手，器械护士协助。

（2）原则：遮盖患者全身，准确显露手术野，切口周围 4 层以上。

（3）铺治疗巾顺序：原则是“先脏后净，折边向下”。以腹部正中切口为例，铺治疗巾顺序为“尾侧、对侧、头侧、己侧”。

（4）铺剖腹单：器械护士两手持剖腹单的洞口侧，助手接对侧，将洞口直接对着切口处放下，将对侧轻轻抛下，找到己侧剖腹单的上、下两角，将双手包在剖腹单内轻轻拉起，巡回护士拿起对侧上、下两角，轻轻拉起，与助手一起展开剖腹单，先铺尾侧，再铺头侧。

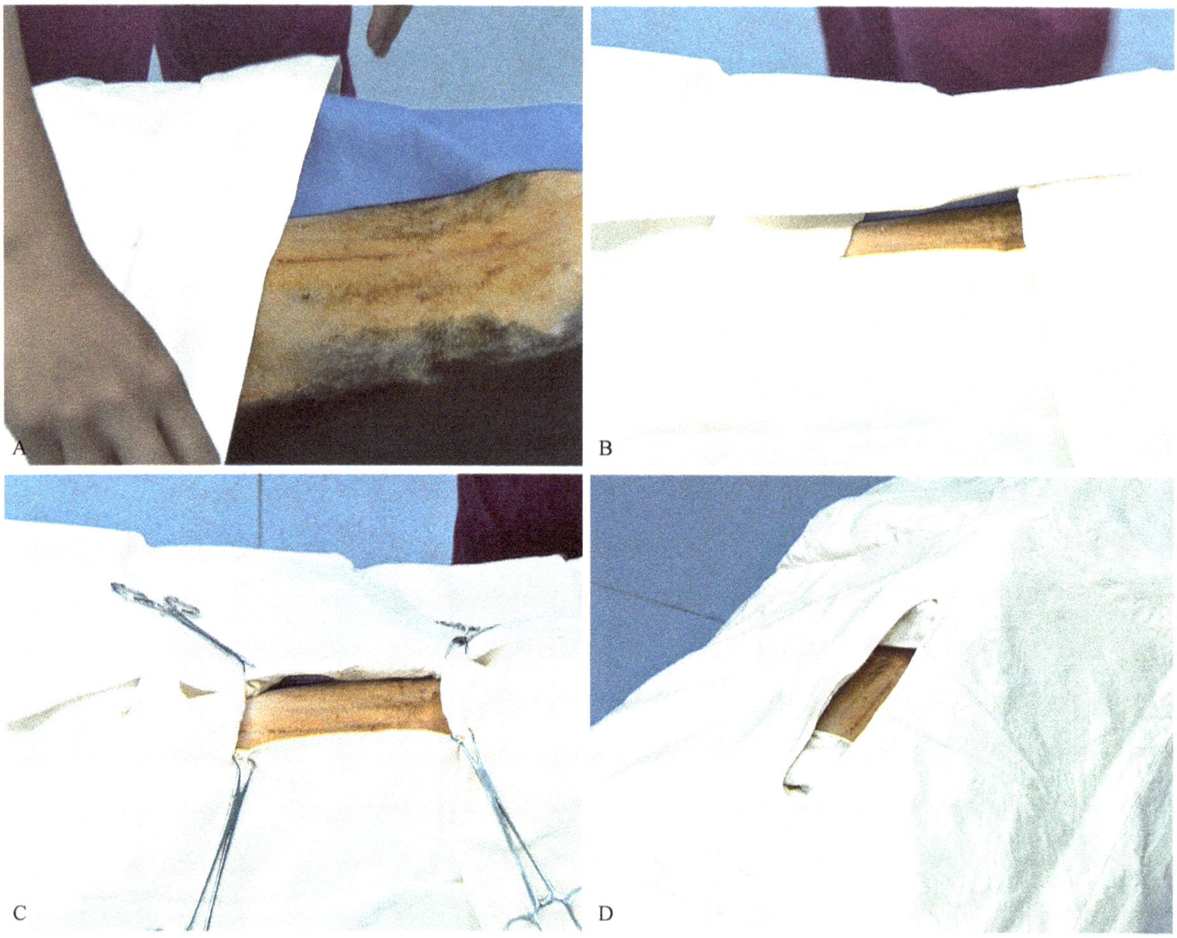

图 2-5-9 铺无菌巾单步骤

（5）注意事项：治疗巾需要调整位置时，只可酌情由内向外移动，切记不可由外向内，第一助手铺单后再次泡手 3 min，再次进入手术室。

（六）连续手术更衣、脱手套法（图 2-5-10）

（1）手术后：由巡回护士解开手术衣带，协助将手术衣向前翻转，沿手臂方向扯脱，使手套口部翻转到手上。

（2）脱手套：戴手套的右手拿左手手套反折部，顺势脱掉手套，再以脱掉手套的左手从右手的掌心部捏住手套脱掉右手手套。

（3）浸手臂：0.1% 新洁尔灭消毒液中浸泡 5 min，然后再穿手术衣、戴手套，参加下一台手术。

（4）在脱手术衣、手套时，若手及手臂被触碰，均应视为污染，应重新刷手后再次浸泡。

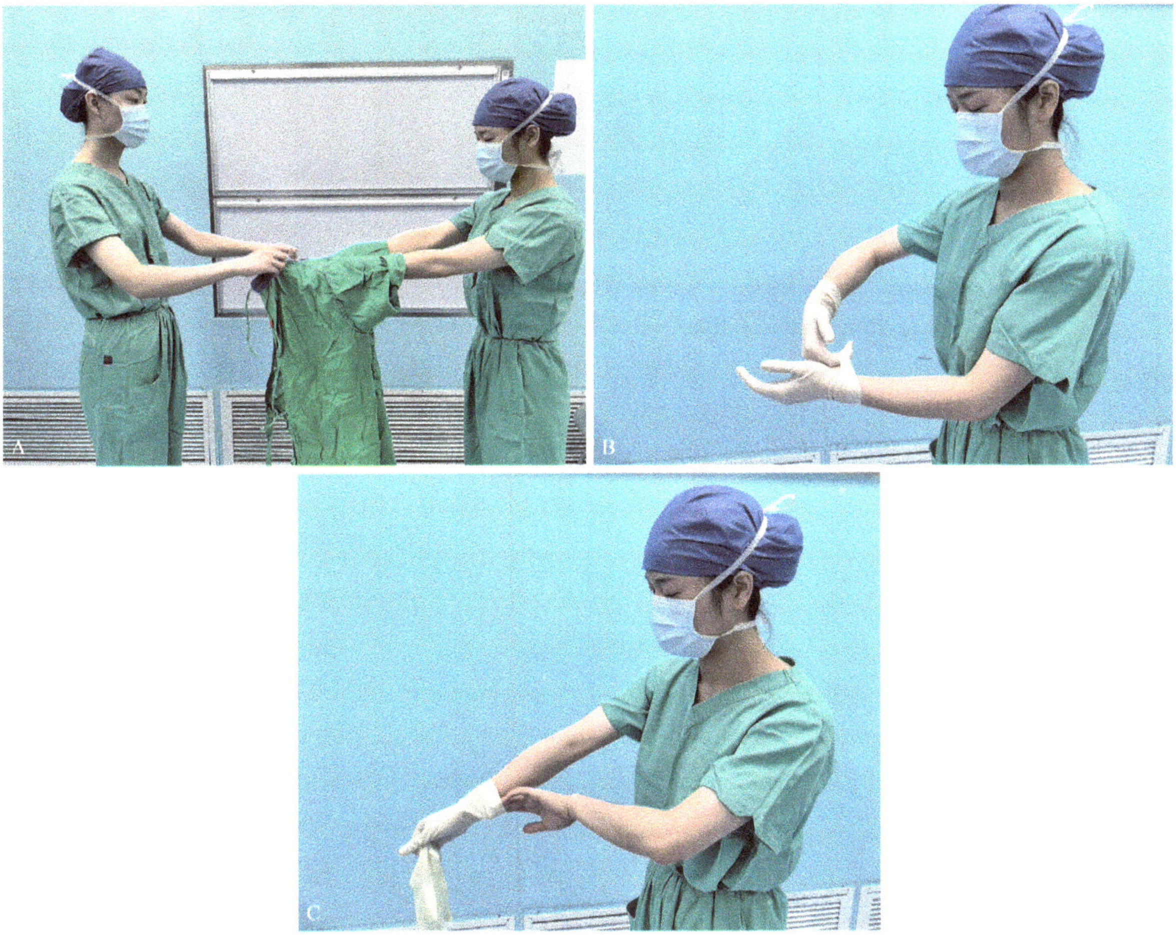

图 2-5-10　连续手术更衣和脱手套步骤

（七）学员分工练习内容

每组四位同学分工：术者、第一助手、器械护士、巡回护士兼麻醉医师各一名。

（1）巡回护士负责打开无菌包，协助穿无菌手术衣，铺无菌单。

（2）器械护士穿无菌手术衣，戴无菌手套，整理器械台，协助消毒、铺单。

（3）助手负责手术区消毒、铺单；消毒用 2 把卵圆钳夹持碘伏纱布消毒 2 遍，范围超过切口周 15 cm；铺治疗巾顺序：尾侧→对侧→头侧→己侧。铺剖腹单后再泡手 3 min，穿无菌手术衣、戴无菌手套后站于助手位。

（4）术者穿无菌手术衣、戴无菌手套后就位。

（5）术者与助手术中交换位置，练习连续手术更衣法。

（6）术者练习连续手术更衣、脱手套法。

（瞿　旻　伍国胜）

第六节
术前准备

扫码看视频

术前准备（preoperative preparation）是在决定实施手术到手术实施的时段内，医护人员和患者共同进行的一系列准备工作。术前准备需要医患双方合作：医生的准备需要患者配合，患者的准备需要医生的指导；双方共同通过手术战胜疾病。

一、术前准备的主要内容

术前准备可分为常规准备与专科准备。常规准备是所有专科手术前都要进行的准备，带有强制性与普遍性；常规准备不完善，原则上手术不能实施，即便已经安排好手术，如发现常规准备存在缺陷，也应当停止手术。专科准备是为实现专科治疗目的进行的特殊准备，这将在以后专科学习过程中逐渐掌握。

（一）入手术室前的一般准备

1. 手术方案的确定及细化　根据患者的具体临床诊断、手术适应证和患者个体情况制订详细周密的手术计划，准备术中所需的物品及麻醉用品。对术中可能遇到的变化和风险，提前做出相应预案，采取必要的措施。

2. 患者心理准备　手术对患者来说是一种严重的心理应激，患者术前会有焦虑及恐惧的心理。需要让患者充分了解手术的目的、方案及各种可能的预案，以便将心理的负面影响降至最低，增强患者战胜疾病的信心。

3. 术前常规

（1）病史的详细采集。

（2）一般情况评估，尤其是老年人，需要进行心、肺功能的检查，以评价是否存在其他合并症，是否能耐受手术。

（3）改善全身情况，如心功能不全的患者术前改善心功能，糖尿病患者术前控制血糖。

（4）术前常规用药：如巴比妥类镇静剂，消除患者的紧张情绪，减轻应激反应，使麻醉诱导平稳，减少麻醉用药量；抗胆碱药，减少呼吸道分泌物，从而减少肺部并发症。

（5）胃肠道准备。

（6）术区皮肤准备：术前一日沐浴；术区的皮肤准备最好是在进手术室前半小时进行，减少感染机会。

（7）医疗文书。

（二）入手术室后的一般准备

主要是手术人员的准备和针对患者的准备。麻醉一般由麻醉医生实施，根据手术需要选择麻醉方式，同时进行必要的监护。手术人员的准备主要包括洗手、穿衣、戴无菌手套、进入手术状态。针对患者的准备主要包括患者体位的摆放、术前消毒和铺无菌手术单。

所有工作都是围绕使手术顺利进行和保证患者平稳度过围手术期而进行的，积极、完善的术前准备是手术成功的前提。

二、手术人员的组织分工及职责

（一）外科手术分工

手术者：负责主持手术。

第一助手：负责消毒、铺单，协助主刀完成手术。

麻醉医生：负责手术期间患者的镇静、镇痛、维持生命体征，让患者平稳度过手术期，同时做好麻醉记录。

器械护士：负责无菌台的整理，协助第一助手消毒、铺单、传递器械，协助完成手术。

巡回护士：负责供应手术物品、协助穿衣、铺单、维持秩序，以及监督整个手术过程中的无菌操作。

手术中，所有人员必须各司其职，团结协作。

（二）动物外科的手术人员组织形式

（1）学员分组：4 个人组成一组，设组长一名。手术时 4 个人轮流担任手术者、第一助手、器械护士及麻醉医生兼巡回护士。

（2）术前讨论：手术前由组长召集手术人员讨论并落实预手术的实施安排和分工，总体要求是合理分工、各司其职、团结协作。

（3）手术人员分工

手术者：负责实验动物的术前准备、术后护送动物、术中主持手术操作。

第一助手：提前 10～15 min 洗手，负责消毒手术区域皮肤及铺无菌巾单。协助手术者进行手术。

器械护士：与第一助手同时洗手，负责整理及传递器械，协助第一助手消毒、铺单，完成手术配合。

麻醉医生：协助手术者进行动物的术前准备和麻醉。在手术进行过程中密切观察动物的呼吸、心跳、反射等情况。

巡回护士（与麻醉医生为同一人）：为唯一可接触非无菌物品者，负责供应手术物品，协助穿衣、铺单，维持秩序，以及监督整个手术过程中的无菌操作。

（4）本次课中，共实践两轮，第二轮实践时，主刀与麻醉医生、第一助手与器械护士角色互换。

三、动物的术前准备

（1）捉犬：将犬嘴和四肢固定牢固后称体重，防止咬伤。

（2）备皮：使用电动备皮刀备皮，勿伤及皮肤。现代医学无菌观念是患者术前一般无须备皮；确实需要的，在术前半小时前备皮。因犬毛较长，影响手术，且易沾染细菌，故需要备皮。

（3）麻醉：采用盐酸赛拉嗪注射液肌内注射麻醉，按 1～2 mg/kg 体重计算。记录麻醉开始时间。

四、麻醉记录单及手术记录的书写

（一）麻醉记录单

麻醉记录单分为以下三部分。

（1）前记：记录动物的编号、性别、体重、毛色、体温等；手术参与人员；手术、麻醉起始时间及麻醉用量；拟行手术方式、术前呼吸、心率等。

（2）正文：记录麻醉药物追加剂量，术中动物的心率、呼吸、精神情况。一般情况下，每 10 min 记录一次，特殊情况下每 5 min 记录一次。此外，还应记录手术结束时间、动物苏醒时间等。

（3）后记：术后应当注意的情况，包括医嘱、饮食、体位等。

（二）手术记录

手术记录分为以下两部分。

（1）一般情况：记录动物的种属、编号、性别；术前诊断及术后诊断；手术名称、麻醉方法；手术日期；手术及麻醉者姓名。

（2）正文：注意手术记录要使用简洁的医学术语进行书写，正文主要内容包括：体位、消毒铺单、切口位置、层次、探查结果、具体手术步骤、出血情况、麻醉效果、出血情况、术后去向、有无病理标本及处置情况等。

五、实践实施流程

（一）第一轮

（1）器械护士和第一助手先备皮（各 1/4）→进更衣室换鞋→换洗手衣裤→洗手。

（2）手术者和麻醉医生后备皮（各 1/4）→清洗备皮刀具后归还用品→抬犬到手术准备区→进更衣室换鞋→换洗手衣裤→抬犬至手术台，并摆好体位→术者洗手。

（3）按人员分工消毒、铺单，之后交换角色练习。

（4）具体步骤：

器械护士：洗手→穿手术衣→戴手套→整理器械台→协助消毒、铺单。

第一助手：洗手→消毒→铺单→再次泡手 3 min →穿手术衣→戴无菌手套。

手术者：洗手→穿手术衣→戴手套。

麻醉医生兼巡回护士：放头架→贴棉絮→对手术灯→开无菌包→协助穿衣、铺单→观察生命体征，监督无菌操作。

就位后再练习台上互换位置。

（二）第二轮

（1）器械护士、第一助手、手术者脱手术衣和手套，与麻醉医生一起将包内物品恢复原样。

（2）器械护士与第一助手角色互换，手术者和麻醉医生角色互换，开始新一轮练习。

（3）课后手术者与麻醉医生一起将犬护送回犬舍。

（瞿　旻　段国礼）

第三章

外科基础手术

第一节
实验犬的麻醉管理

犬是动物外科中应用最为广泛的实验动物之一。目前最常用的品种为比格犬，其属于小型犬，性格温顺，遗传系稳定，是公认的实验用犬。犬的神经、循环系统发达，适合于失血性休克、弥散性血管内凝血及条件反射实验，也被用作心血管外科、神经外科、普外科、器官移植等外科手术模型。麻醉是外科手术的基础，其根本目的是消除实验动物的疼痛，保障其安全及保证实验顺利进行。近年来，随着对实验动物伦理要求的增加，对实验动物麻醉方案的要求也随之提高。另外，实验过程中减轻实验动物因疼痛刺激造成的机体应激也是保证实验数据质量和可重复性的前提。

一、麻醉方式的选择

实验犬难以配合外科手术，在实际操作过程中通常需选择全身麻醉。不同麻醉药物可经呼吸道吸入，或经静脉注射、肌内注射及腹腔注射起效，达到抑制神经系统，从而使机体意识、感觉、反射和肌肉张力可逆性丧失的目的。实验犬在麻醉状态下可能存在呼吸抑制风险，气管插管保留自主呼吸或呼吸机辅助通气可为实验犬提供可靠的气道控制方法，保证外科手术安全。原则上，先采用腹腔或肌内注射麻醉药物使实验犬镇静达到基础或诱导麻醉的作用，待实验犬固定于操作台并开放静脉后，进一步追加麻醉药物维持麻醉。

二、全麻药物的选择

全麻药物主要分为注射用麻醉药及吸入麻醉药。注射用麻醉药经静脉、肌内及腹腔注射达到全身麻醉的效果。既往文献报道的实验犬麻醉药物主要为戊巴比妥钠、氯胺酮及盐酸赛拉嗪（商品名陆眠宁），但近年来其应用呈逐年下降趋势，而注射用丙泊酚及吸入麻醉药（异氟烷、七氟烷）等应用逐渐增多。戊巴比妥钠、氯胺酮及盐酸赛拉嗪三者联合应用可达到良好的麻醉效果，在密切监测实验犬生命体征的情况下可免除气管插管，在实验条件有限的情况下如野战环境时可以合理选用。值得注意的是，大部分商用的兽用麻醉药无镇痛作用，因此需要两者及以上麻醉药物联合使用才能达到满意的麻醉效果。

丙泊酚可满足诱导麻醉时安全和迅速的要求，有效地用于犬的麻醉诱导和维持，其恢复时间短、不良事件发生率低。其用药剂量的差异与麻醉前用药、疼痛反应、犬个体差异均有关，同时也存在呼吸抑制风险，且抑制程度与丙泊酚剂量、注射速度均有关系，因此使用丙泊酚麻醉时应保持犬呼吸道畅通并加强监护。丙泊酚无明显的镇痛作用且其代谢迅速，在多数情况下需要与其他镇静 / 镇痛剂联合使用，联合用药时应适当减少其剂量。吸入麻醉剂安全可控，麻醉可逆，苏醒较快，但需要气管插管麻醉机支持。在基础麻醉上辅助 2% 异氟烷可达到稳定的麻醉效果，但长时间吸入 3% 及以上异氟烷可能会抑制实验犬的呼吸和血液循环，故可以先采用高浓度异氟烷（3%）快速达到麻醉深度，并及时调整为低浓度异氟烷（1%～2%）维持麻醉。常用麻醉药物的种类、剂量及使用方法如表 3-1-1 所示。

表 3-1-1 常用麻醉药

	剂 量	优 势	不 足
氯胺酮	20 mg/kg（im）	呼吸抑制轻微，具有镇痛作用；适用于基础麻醉或与其他麻药复合用于麻醉维持	药物管理严格，气道分泌物增加
戊巴比妥	30～35 mg/kg（iv）	便宜，易获取；适用于基础麻醉或与其他麻药复合用于麻醉维持	麻醉剂量及维持时间个体差异大
盐酸赛拉嗪	0.1 mL/kg（iv/im）	起效快，诱导期短；适用于基础麻醉或与其他麻药复合用于麻醉维持	麻醉剂量及维持时间个体差异大，苏醒困难
咪达唑仑	0.2～0.4 mg/kg（iv/im）	苯二氮草类镇静药，适用于基础麻醉	单独应用时麻醉诱导时间长
阿托品	0.05 mg/kg（im）	抗胆碱类药物，减少气道及唾液腺分泌，适用于基础麻醉	
丙泊酚	4 mg/kg（基础麻醉） 0.2～0.4 mg/（kg · min）（麻醉维持）	诱导麻醉安全、迅速，麻醉维持平稳，麻醉深度可控，苏醒时间短，适用于麻醉诱导及维持	
吸入麻醉药异氟烷等	1%～3% 吸入，根据麻醉深度调节	安全可控，麻醉可逆，苏醒快，适用于麻醉维持	需要气管插管麻醉机辅助通气

三、麻醉操作流程

目前现有的麻醉方案为臀部肌内注射预混盐酸赛拉嗪、阿托品及咪达唑仑行基础麻醉，开放静脉后丙泊酚静脉泵注维持，可获得理想的麻醉效果，基本满足实验犬外科麻醉需求。具体麻醉操作流程如下。

1. 麻醉前准备

（1）实验犬准备：实验犬术前禁食 12 h，禁水 4～6 h，以免术中出现呕吐及误吸，术前需用狗嘴网套固定其嘴部。

（2）药品准备：生理盐水、肾上腺素、阿托品、盐酸赛拉嗪、咪达唑仑、丙泊酚，必要时可准备肌松药维库溴铵。

（3）器材准备：气管插管导管、喉镜、长纱布条、注射器、听诊器。

（4）其他准备：麻醉机、心电监护仪、呼吸球囊。

2. 基础麻醉或诱导麻醉　实验犬置于铁笼内，臀部肌内注射预混 0.1 mL/kg 盐酸赛拉嗪、0.05 mg/kg 阿托品及 5～10 mg 咪达唑仑行基础麻醉，尽量使用小针头减少犬的刺激性抵抗，通常可以获得良好的镇静效果。给药后约 5 min 实验犬逐渐出现站立不稳、无力挣扎、嗜睡，此时可将其俯卧置于操作台并开放后肢小隐静脉，静脉滴注 0.9% 生理盐水冲管并维持输液管道通畅。

3. 气管插管及麻醉维持

（1）加深麻醉：静推 4 mg/kg 丙泊酚，使实验犬迅速达到深度镇静状态，减少气管插管刺激。约 1 min 麻醉起效，实验犬呼吸频率减慢，肢体活动减少甚至消失，迅速行气管插管。

（2）气管插管：如图 3-1-1 所示，犬取水平俯卧位，头尽量后仰，助手利用长纱布条将其上下颌拉开，插管者先将其舌头拉出至一侧，喉镜从舌背插入，暴露并顺势挑起会厌，直视气管开口将气管导管插入，气管插管型号选择以 6.5～7.5 为宜。插

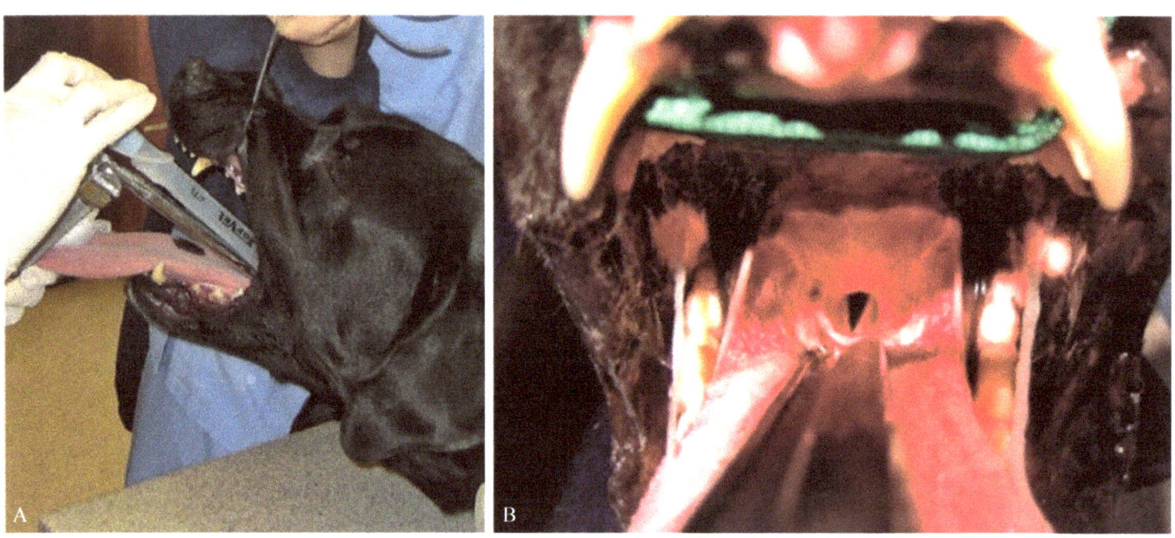

图 3-1-1　犬气管插管

管过程声门必须显露清晰，动作尽量轻柔，避免暴力插管，以免损伤喉头造成喉头水肿。导管插入到位后挤压胸腔，如有气流呼出，则确定插入气管内。导管套囊充气2～3 mL 后妥善固定气管插管于犬尖牙与后牙之间，连接呼吸机辅助通气。呼吸机参数设置为：潮气量 15 mL/kg，呼吸频率 16～20 次 /min，无特殊要求单纯吸入空气即可满足氧合要求。机控辅助呼吸状态下使用听诊器听诊犬双肺呼吸音，再次确保气管插管通畅在位。

（3）麻醉维持：术中密切关注实验犬生命体征，若观察到眼睑轻微活动、肌肉紧张等麻醉变浅现象，需静脉追加丙泊酚 2 mg/kg 维持麻醉，通常单次间断给予丙泊酚可维持麻醉深度 15～20 min。实验条件允许时，推荐使用丙泊酚 0.2～0.4 mg/（kg・min）微泵维持麻醉，通常可维持麻醉过程平稳直至手术结束。

（4）麻醉监护与管理

1）术中适当静脉补液维持循环稳定。

2）气管插管前避免使用肌松药，最好保留实验犬自主呼吸，有利于暴露气道解剖及声带，即使插管失败也不会危及其生命。

3）条件充足的情况下，可利用心电监护仪监测实验犬血压、脉搏等生命体征，必要时可将犬舌拉出连接指脉氧装置动态监测血氧饱和度。

4）麻醉效果通常以能否提供良好的肌松效果、实验犬体表反射是否消失及呼吸是否舒缓平稳为标准进行综合评价，进而动态调整麻药。

5）麻醉期间实验犬的体温调节中枢处于抑制状态，术中、术后注意犬的保温，避免出现低体温导致麻醉复苏延长。

（5）气管插管拔除：手术结束后切口予以纱布覆盖包扎，待犬自主呼吸恢复良好，回抽导管套囊内气体后拔除气管插管，并撤除心电监护。

四、意外情况处置

实验过程中，由于麻醉药物过量，可导致麻醉意外情况，应及时采取复苏和抢救措施。

1. 呼吸停止　呼吸停止可出现在麻醉的任何时间，主要表现为胸廓呼吸运动停止，黏膜发绀、瞳孔散大等，部分实验犬在呼吸停止前可观察到不规则呼吸。出现呼吸停止后，首先需要停止麻醉药物，拉出实验犬舌头至口外，适当予以呼吸兴奋剂如尼可刹米。即使无呼吸机，仍建议行气管插管以保证气道开放，防止术中舌后坠导致呼吸道梗阻，出现缺氧时也可通过呼吸球囊或呼吸机辅助通气。

2. 心脏停搏　心脏停搏发生罕见，在吸入麻醉初期可出现反射性心脏停搏。主要表现为呼吸和脉搏突然消失、黏膜发绀，心脏停搏可能无任何征兆，出现后应迅速心外按压并注射 20 μg/kg 肾上腺素，间隔 3～5 min 重复给药，以及 5% 碳酸氢钠 2 mL/kg。

五、实验犬的处置

实验结束时，原则上不应给实验犬额外痛苦。若需继续饲养则需注意营养支持及饲养环境保障，包括环境清洁和通风。若需处死则实施安乐死，如静脉注射巴比妥类药物，或加深麻醉后静脉注射氯化钾等。

（李　宁　孙　瑜）

第二节

静脉切开术

扫码看视频

静脉切开置管术是通过手术切开皮肤及静脉，在直视下将导管插入静脉，为输液或输血建立静脉通路的一种方法。上肢可选用头静脉、贵要静脉和肘正中静脉，而下肢一般选用大隐静脉。

一、简要步骤

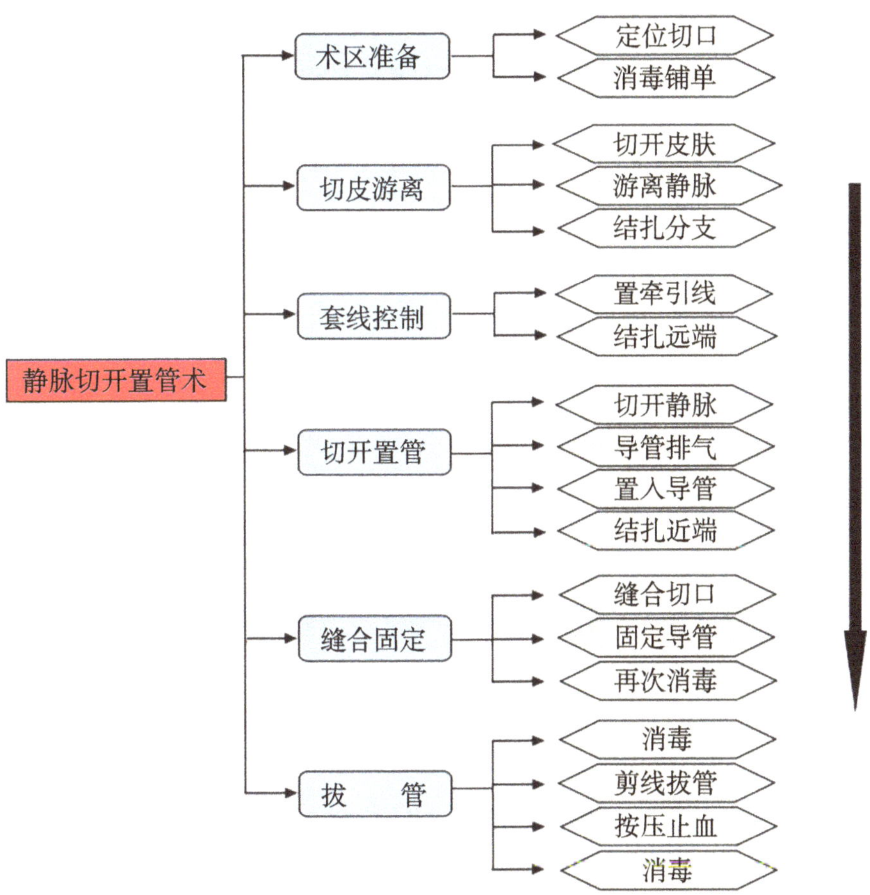

二、目的要求

（1）掌握静脉切开术的适应证和禁忌证。

（2）掌握静脉切开术的操作方法和步骤。

（3）进一步练习并巩固外科基本功，包括切开、止血、结扎、缝合的方法和步骤。

三、术前准备

（一）学习静脉切开术的适应证和禁忌证

1. 适应证　① 病情紧急（如休克、大出血、脱水等），需要紧急输血或输液而静脉穿刺置管困难；② 表浅静脉和深静脉穿刺有困难或已经阻塞，反复穿刺失败，而又需较长时间静脉输液者；③ 一些特殊的手术操作，如行体外循环静脉插管、体外膜肺氧合（ECMO）置管，为了便于导管置入等有时也需要静脉切开。

2. 禁忌证　① 静脉周围皮肤有炎症感染或损伤；② 拟切开静脉有静脉炎、血栓；③ 拟切开静脉的近心端或汇入的深静脉有较为严重的损伤；④ 有出血倾向（相对禁忌）。

（二）备皮位置

最常用上肢头静脉或下肢大隐静脉，头静脉选择在前臂桡侧中部或上 1/3 切开头静脉置管。大隐静脉首选内踝上前方 2 cm，此处位置较恒定，有骨性标志，且基本无皮下脂肪，容易暴露；严重休克或下肢远端严重损伤者可选用中位或高位大隐静脉切开。将实验犬上下肢切口处皮毛剃去，肥皂水清洁并擦干。

注意：紧急情况下可不刷手，直接戴手套，但要注意无菌操作。

（三）麻醉方式

采用盐酸赛拉嗪注射液肌内注射麻醉，按 1～2 mg/kg 体重计算。

（四）手术体位

捉、绑犬，取麻花位（双上肢分两侧固定，做过皮肤准备的一侧下肢固定到另一侧）。

（五）器械准备

静脉切开包，同时复习器械知识；导管、针筒；敷料等。

四、操作步骤（以犬的下肢大隐静脉切开置管为例）

（一）人员分工

4 位同学 2 人一组，分成两组；每组术者、助手各 1 名。分别实施上、下肢静脉切开术。

（二）手术步骤

1. 术区准备

（1）定位切口

术者：确定切开部位，注意避开关节处、血管扭行部位、有重要结构的部位，切口与血管垂直。

助手：戴手套整理物品，将导管用生理盐水冲洗干净，注满生理盐水排空导管中的气体备用。

（2）消毒、铺单

术者：组织钳夹持碘伏纱布，消毒2遍；注意由切口向外周消毒，消毒范围要足够大（备皮部位全部消毒），中间不留空白区（图3-2-1）。铺盖无菌洞巾。

助手：配合术者消毒、铺单。

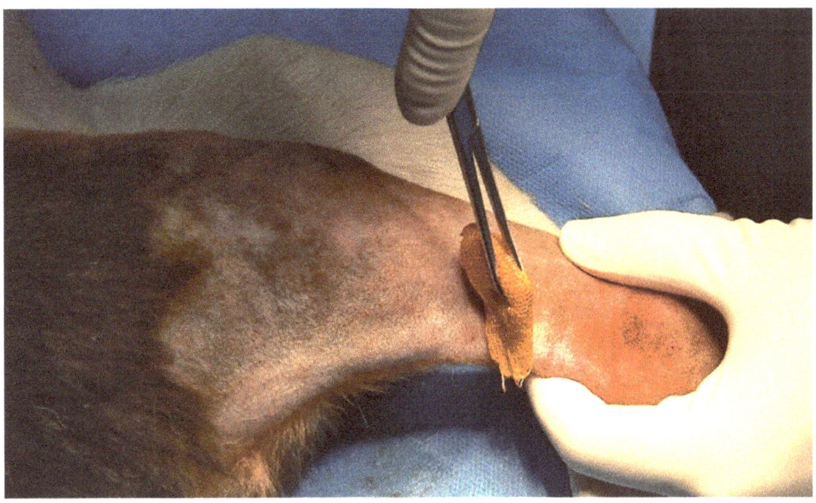

图3-2-1　术者消毒、铺单

2. 切皮游离

（1）皮肤切开

助手：准备并安装尖刀片及刀柄，协助术者绷紧术区皮肤。

术者：绷紧皮肤，执笔式持刀，刀尖垂直向下刺破皮肤层，刀向刀刃侧倾斜45°，垂直于静脉切开皮肤，切到最后部分刀身恢复垂直（图3-2-2A）。注意保持切开的深度相同，避免一次切割层次过深，导致静脉受损。比格犬四肢皮肤较厚，初学时需仔细体会力度，不追求一刀到位。

（2）游离静脉

术者：使用蚊式钳紧贴静脉，沿静脉走行方向钝性分离静脉周围的结缔组织，蚊式钳闭合后尖端下压至结缔组织而后撑开，直至血管壁显露，血管呈深红色，管壁较

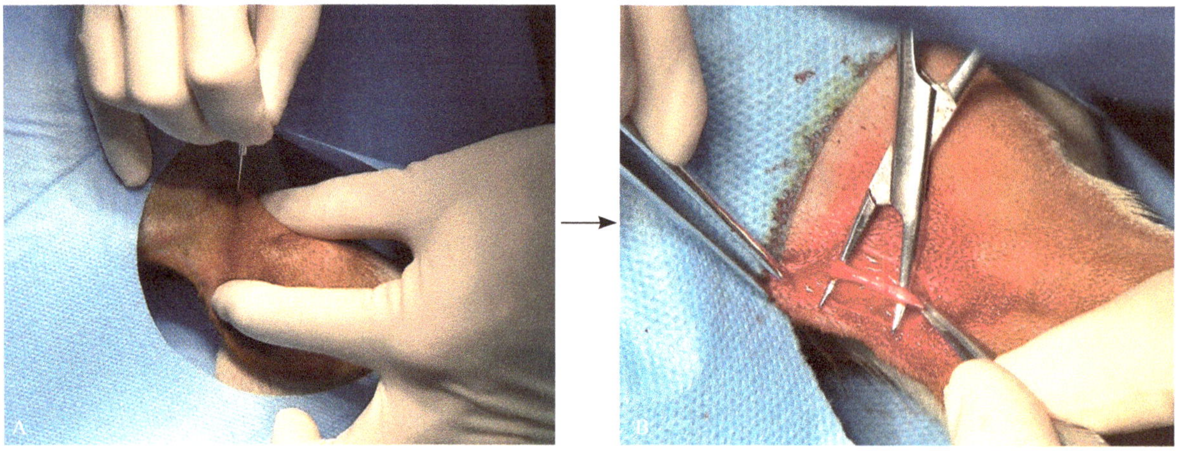

图 3-2-2 切皮及游离静脉

薄，撑开方向多与静脉方向平行（图 3-2-2B），注意游离过程中避免损伤血管壁，如游离时发现血管存在分支血管，宜先行游离结扎，完全游离血管与周围结缔组织长 1 cm 左右。

助手：协助术者游离静脉及结扎分支。

3. 套线控制

术者：充分游离血管后，使用蚊式钳自血管后方夹住缝线的中间部分牵至血管的另一侧（图 3-2-3A）。

助手：将缝线从中间一剪为二。

术者：将剪断的缝线分别作为近心端和远心端的牵引线轻轻牵拉至两端，远心端牵引线打三叠结，结扎闭合静脉远心端（图 3-2-3B）。

助手：将牵引线分别用蚊式钳夹住备用。

注意：结扎血管前确定血管的近、远心端，不要误扎近心端牵引线！

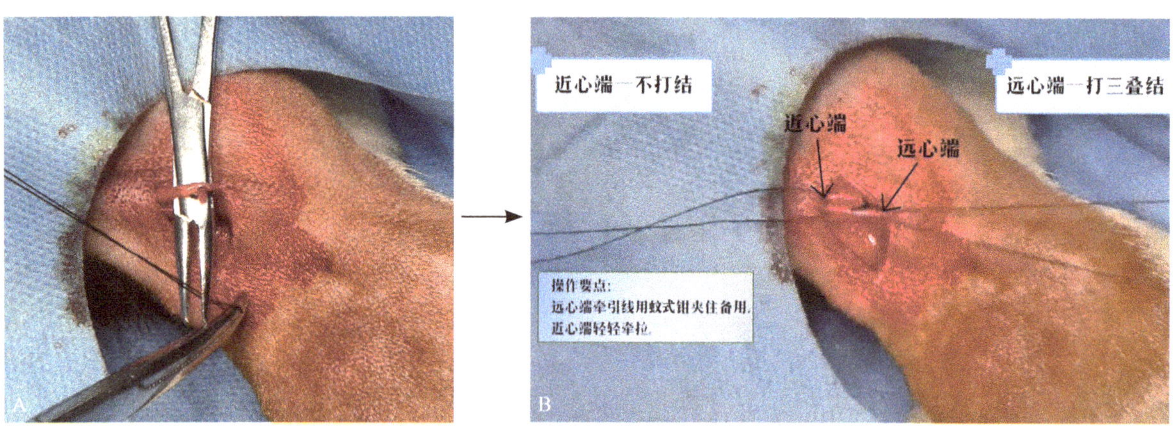

图 3-2-3 套线控制

4. 切开置管

（1）切开静脉

术者：将远心端牵引线提起，在距结扎线前方 0.5～1 cm 处用眼科剪在静脉前壁斜向近心端约 45° 剪一斜形小口，形成斜向近心端的斜面，剪开深度约 1/3 周径，距离不要超过 1/2 周径，以防切断静脉，牵拉动作要轻柔，忌用暴力（图 3-2-4A）。

（2）导管置入

助手：将事先预充好生理盐水的静脉导管排气。

术者：将头端自剪开的斜形小口向近心端方向插入静脉约 1 cm（图 3-2-4B）。

助手：助手回抽见回血确认导管在位。

术者：继续插入 2～3 cm，共 3～4 cm。结扎近心端牵引线，结扎部位距插管口 0.5 cm 以上，确保静脉导管与静脉相对固定。

助手：需缓慢持续推注生理盐水确保导管通畅。

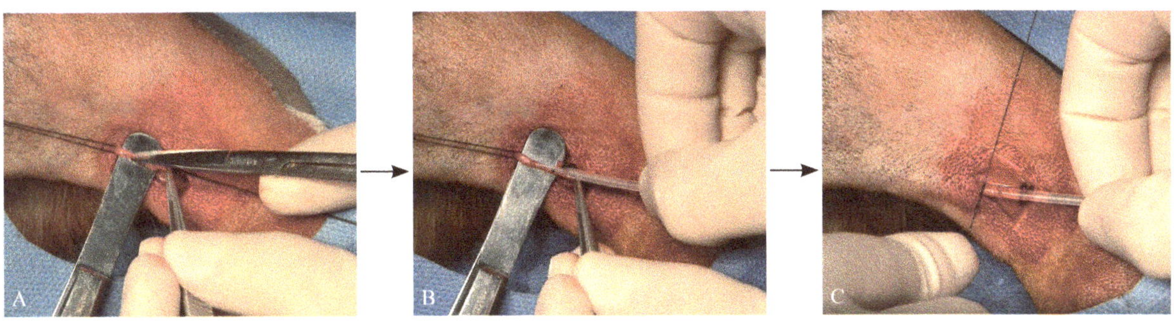

图 3-2-4　切开置管

5. 固定缝合

助手：剪去两端结扎线尾线。

术者：观察术野无活动性出血后，缝合皮肤切口，靠近导管一针缝线打结后，再离结 1 cm 处打一方结，将线缠绕导管 2 圈后打结固定（图 3-2-5A）。缝合前再次确认输液通畅，打结后确定导管固定牢靠（图 3-2-5B）；再次消毒切口。

助手：固定后维持持续输液或者应用肝素封管以防导管阻塞。

6. 拔管　导管一般可维持 3 日，不超过 1 周，以免感染；如已建立更好的通路，或局部明显渗液、通路不畅，应立即拔管。拔管时，去除敷料并消毒后，剪断固定导管的缝线，拔出导管，按压止血 1 min 后，检查无活动性出血后再次消毒。若怀疑导管感染，有条件者应做细菌培养。

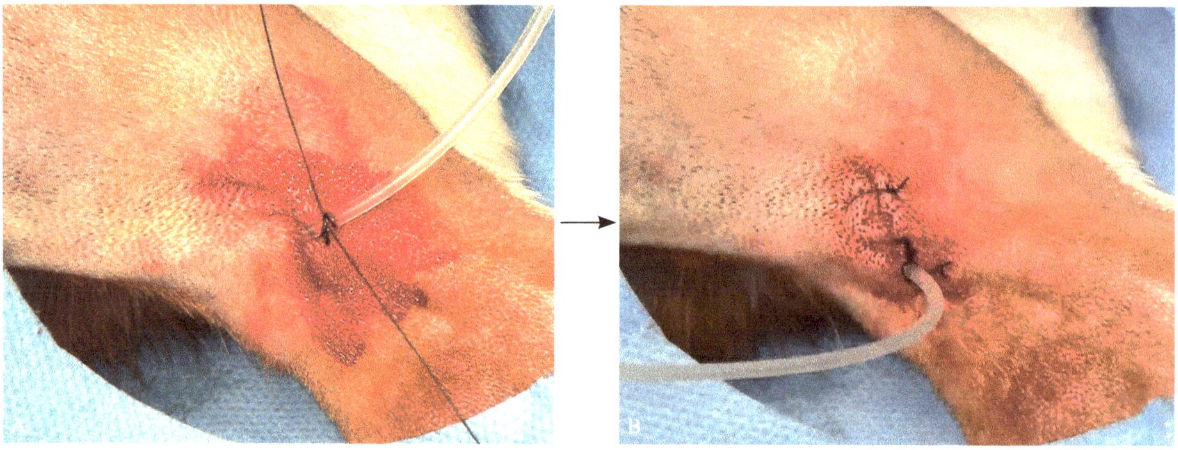

图 3-2-5　固定缝合

五、术后注意事项

两位助手分别将器械清洗干净、擦干并交还，两位术者将犬抬至走廊，课后更衣后送回犬舍。操作过程中禁止嬉笑打闹，培养良好的爱伤观念和同情心，实验犬是医学生的老师和朋友。

（隋明星　方梓宇）

第三节
清创术

扫码看视频

清创术（debridement）是处理各类开放伤最常用的手术，是战伤救护和治疗的必要手段，是外科医生必须掌握的一项基本技术。清创缝合术是将污染伤口变为清洁伤口，为组织愈合创造良好条件的方法，其目标为促进伤口快速愈合、预防感染、恢复功能及整体外观。通过清创术要达到三个转变，即变开放伤口为闭合伤口，变污染伤口为清洁伤口，变组织损伤为组织修复。

一、简要步骤

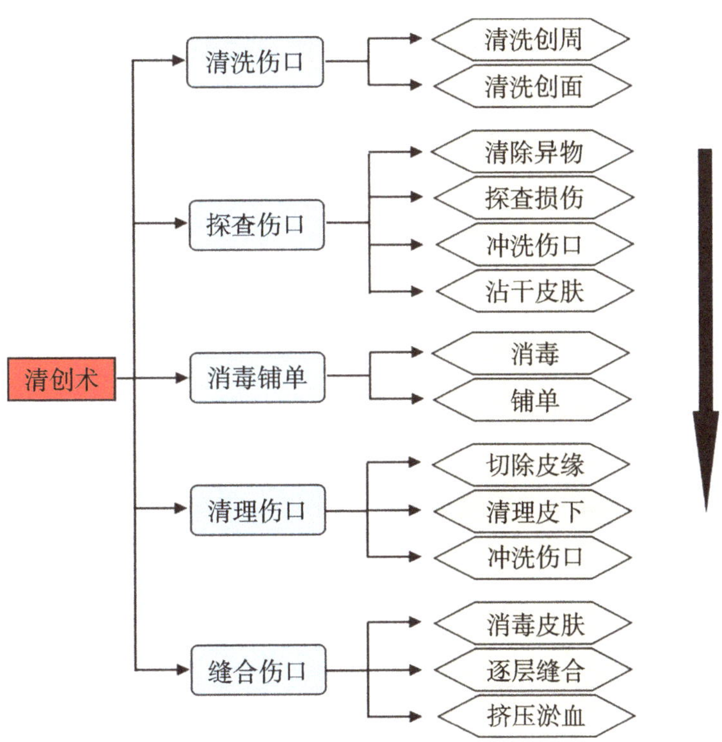

二、目的要求

（1）掌握清创术的操作方法和步骤。

（2）强化训练无菌操作技术，巩固无菌操作原则。

（3）进一步练习并巩固外科基本功，包括切开、止血、结扎、缝合的方法和步骤。

三、术前准备

（1）备皮位置：备实验犬上、下肢外侧皮肤。

（2）麻醉方式：采用盐酸赛拉嗪注射液肌内注射麻醉，按 1～2 mg/kg 体重计算。

（3）手术体位：捉、绑犬，麻醉前取仰卧位，备皮、麻醉后取侧卧位，颈部项圈固定于对侧，防止犬坠落。

（4）器械准备：卵圆钳 4 把、组织钳 2 把、换药碗、镊子（有齿镊、无齿镊各 1 把）、肥皂水、生理盐水、双氧水、碘伏、纱布、缝针缝线、无菌手套等。

四、操作步骤

（一）切口选择

实验犬同侧上、下肢制备创面（教员完成），切口长度 5～10 cm，并以污染异物覆盖。

（二）人员分工

术者：洗手、不戴手套冲洗伤口、伤口探查、消毒铺单、手消毒、戴手套、清创手术。

助手：洗手、戴手套、整理物品、辅助术者冲洗伤口、辅助清创手术。

（三）手术步骤

1. 清洗伤口

（1）清洗伤口周围皮肤

助手：洗手后戴无菌手套整理物品，准备 3 把夹持小纱布的卵圆钳。

术者：洗手，不戴手套，左手以卵圆钳（第一把）持无菌纱布覆盖伤口，右手以卵圆钳（第二把）持无菌纱布蘸消毒肥皂水，仔细清洗伤口周围污染物，清洗方向以伤口为中心由内向外（图 3-3-1A）。

助手：协助用肥皂水冲伤口周围皮肤。

术者：丢弃右手已污染的卵圆钳及纱布，更换新的卵圆钳（第三把）及无菌纱布，左手覆盖伤口的卵圆钳及纱布不作更换。

助手：协助用无菌生理盐水再次清洗伤口周围皮肤。

术者：再次清洗伤口周围皮肤，清洗方向由内向外，清洗完成后丢弃两把污染的卵

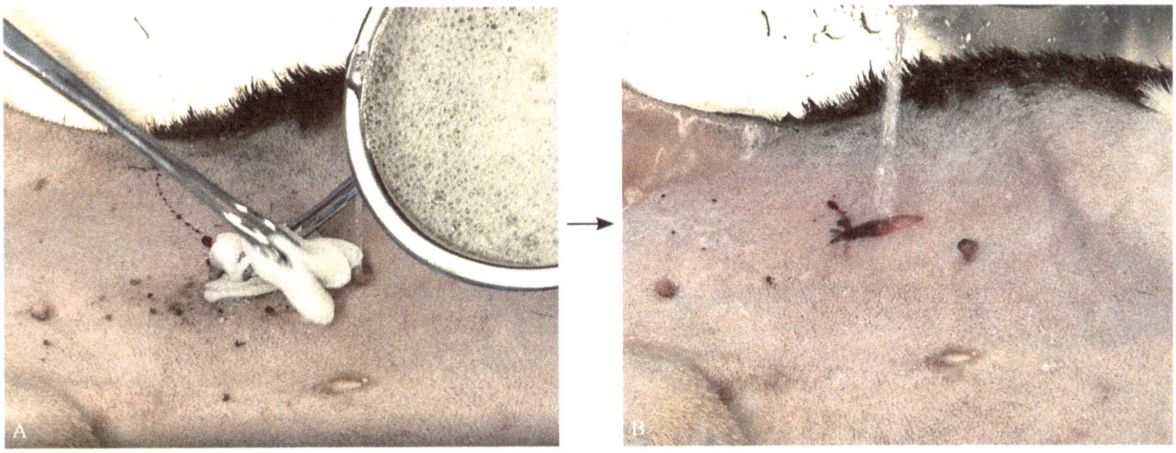

图 3-3-1　清洗伤口

圆钳及覆盖伤口的小纱布。

（2）清洗伤口

助手：用无菌生理盐水冲洗伤口，冲去大颗粒异物（图 3-3-1B）。

2. 探查伤口

术者：无齿镊夹取伤口内较大异物及淤血块，可探查有无神经、血管、肌腱、骨骼等损伤（图 3-3-2A）。

助手：用双氧水对伤口进行冲洗（图 3-3-2B），并保留 2～3 min，再次用生理盐水冲洗伤口（图 3-3-2C）。

术者：冲洗完成后术者用卵圆钳（第四把）夹持干纱布沾干伤口周围皮肤（图 3-3-2D）。

3. 消毒、铺单

术者：用组织钳夹持碘伏纱布由外向内消毒伤口周围 2 次，消毒范围为 15 cm（图 3-3-3A）。消毒完成后铺第一层无菌洞巾，第一层洞巾铺完后进行手消毒（泡手 3 min 或免洗消毒液消毒），戴无菌手套。

助手：铺第二层无菌洞巾，方向与第一层垂直（图 3-3-3B）。

4. 清创

术者：以镊子夹持创缘皮肤，以手术刀配合组织剪切除创缘污染、坏死的皮肤组织 2 mm（图 3-3-4A、图 3-3-4B），由浅入深逐层清理皮下和肌肉等深部组织中的污染、坏死组织（图 3-3-4C）。对于已明确的坏死组织和感染液化组织应尽可能清除；对于目前没有污染或感染，但将来有可能成为感染灶或机化后引起一定功能障碍或不适的组织及产物也应进行有效清除，比如血肿、不健康的脂肪组织等；对于重要组织、器官损伤不严重，没有严重污染和感染，应在正确判断损伤和坏死范围后，按一般处置原则进行清创，尽可能保留有活力的组织。清理完成后提起无菌洞巾以方便助手冲洗伤口。

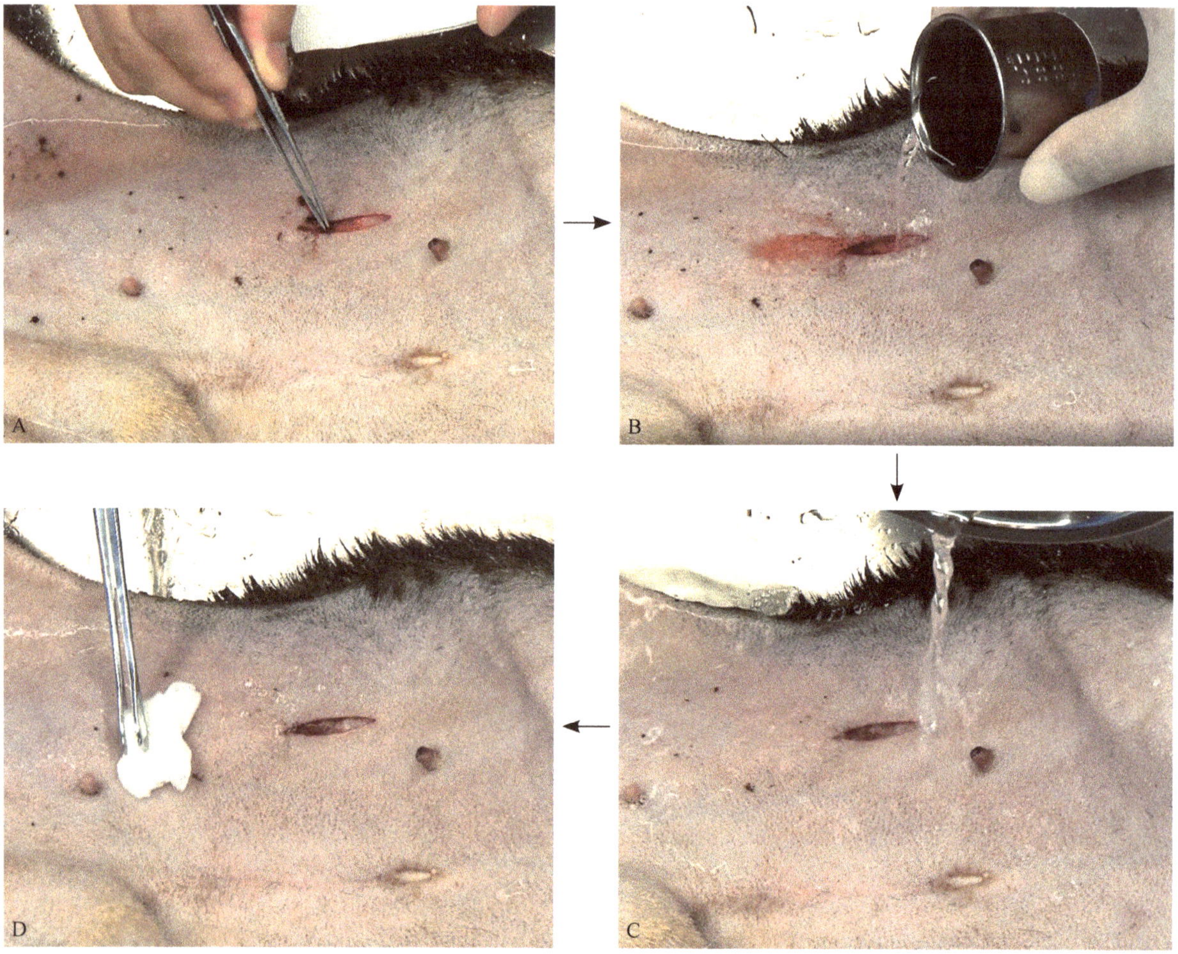

图 3-3-2 探查伤口

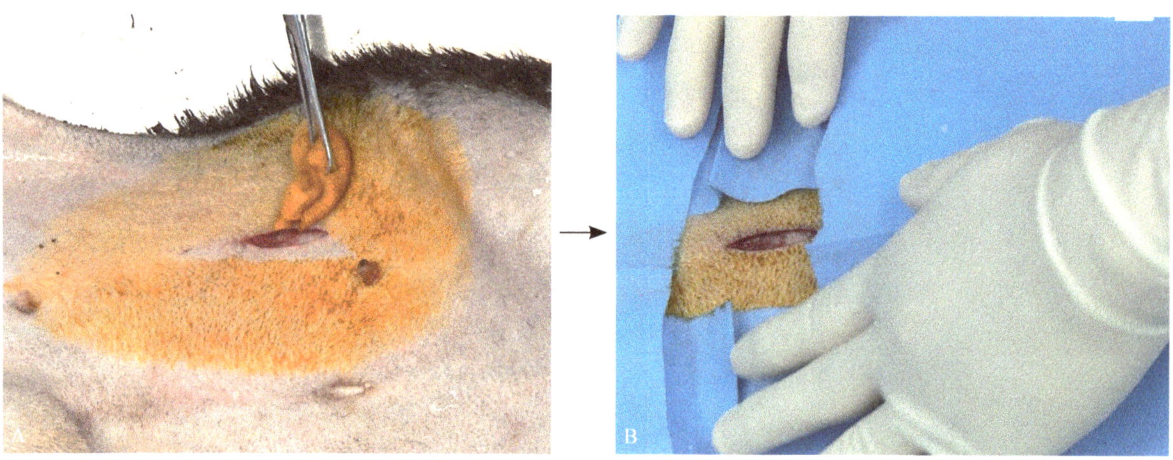

图 3-3-3 消毒、铺单

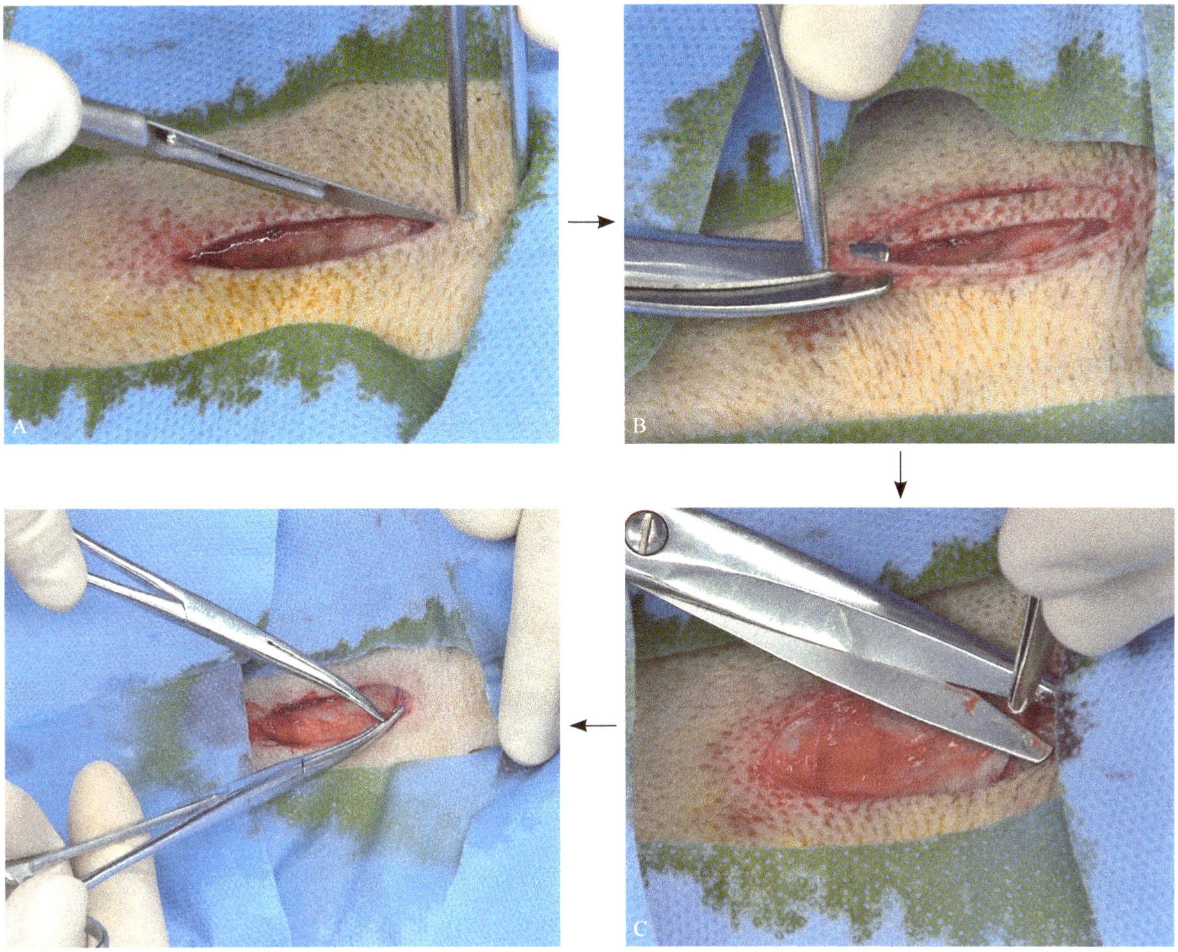

图 3-3-4 清创

助手：协助术者进行清创，清创完成后再次冲洗伤口，冲洗顺序为先用稀释碘伏（碘伏：生理盐水比例为 1∶1），再用生理盐水。

术者：冲洗完成后与助手一同结扎和处理出血点（图 3-3-4D）。

5. 缝合伤口

术者：酒精消毒皮肤（图 3-3-5A），逐层缝合皮下组织和皮肤，筋膜用 4# 线圆针缝合，皮下组织用 1# 线圆针缝合，皮肤用 1# 线三角针缝合（图 3-3-5B）。缝合完成后挤压清除皮下淤血（图 3-3-5C），缝合完成（图 3-3-5D）。必要时放置引流管或无菌纱布覆盖。

助手：协助术者缝合伤口、剪线等。

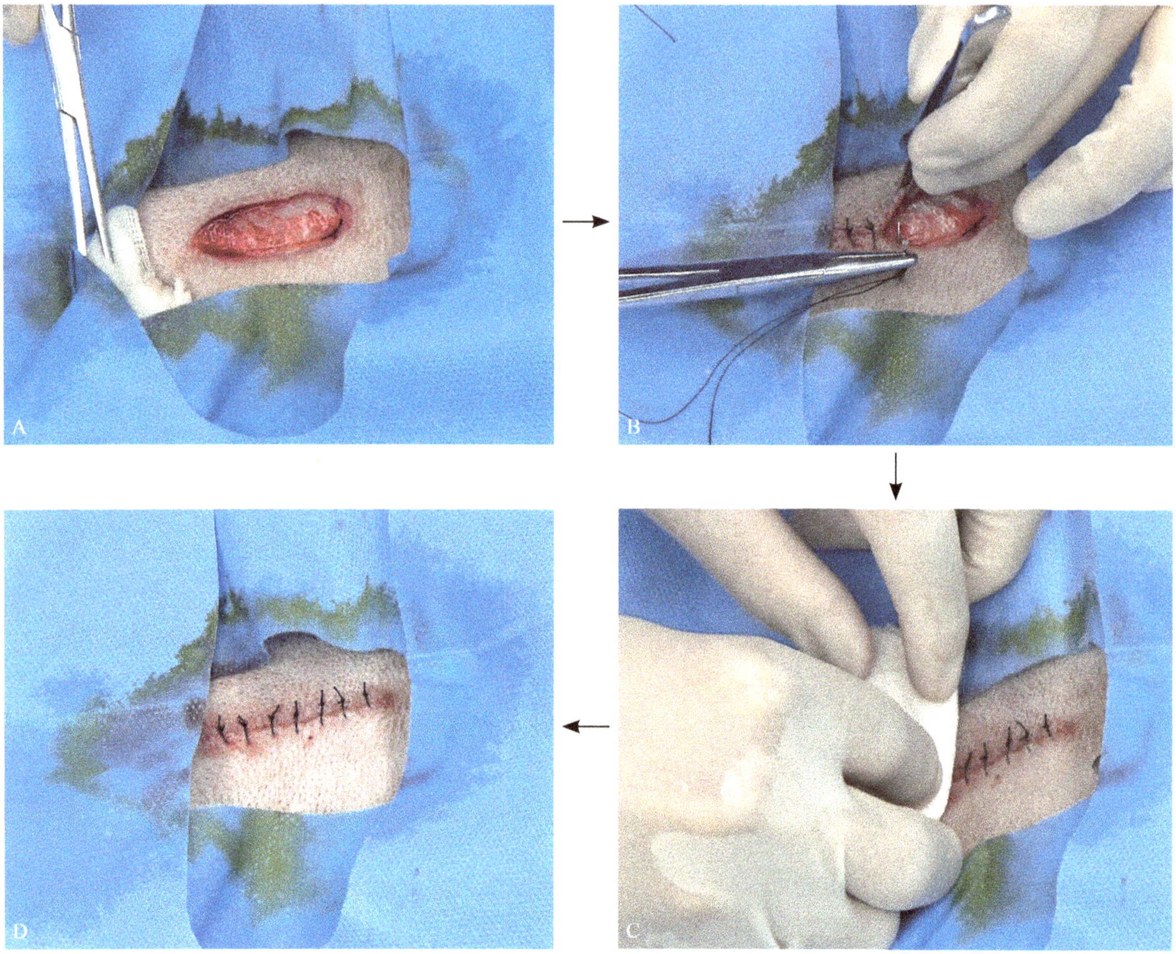

图 3-3-5 缝合伤口

五、术后注意事项

手术结束后，助手清理物品，清洗手术器械、擦干并归还，两位术者一起将犬抬至外侧走廊，课后更衣后送回犬舍。

（童文文 崔 进）

第四节
腹壁切开术

扫码看视频

腹壁切开术（incision of abdominal wall），不仅是常规腹部手术的第一个步骤，也是救治腹部创伤时进行剖腹探查的基础。因此，腹壁切开术是所有外科医生必须掌握的一项基本技能。正规、标准的操作是腹部手术成功的重要保障。

一、简要步骤

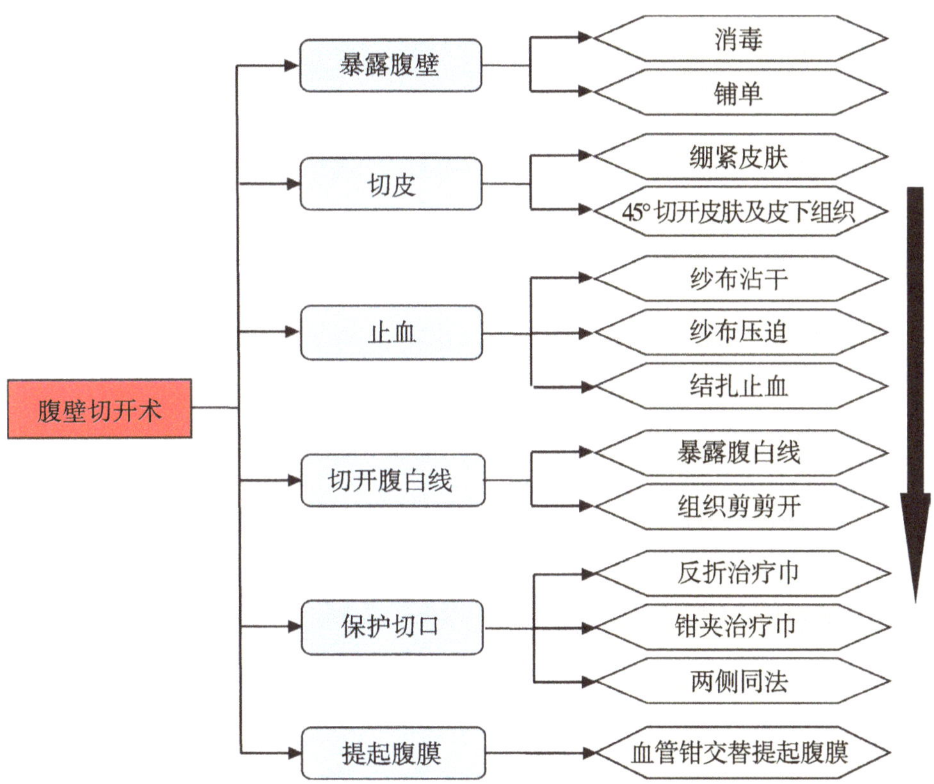

腹前壁的解剖层次，由外到内依次为：皮肤、皮下组织、腹直肌前鞘、腹直肌、腹白线、腹直肌后鞘、腹膜（图 3-4-1）。

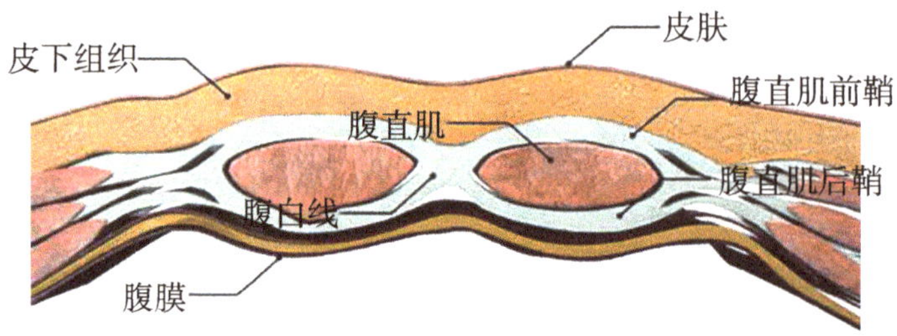

图 3-4-1 腹前壁解剖层次

二、目的要求

（1）掌握腹壁切口种类和选择原则。
（2）掌握腹壁切开术的操作方法和步骤。
（3）强化训练无菌操作技术，巩固无菌操作原则。
（4）进一步练习并巩固外科基本功，包括切开、止血、结扎、缝合的方法和步骤。

三、腹壁切口种类

（1）直切口：腹正中切口、旁正中切口、经腹直肌切口等。
（2）斜切口：肋缘下、阑尾切口。
（3）横切口：剖宫产切口。
（4）复杂切口：L 形切口等。
本节课程以腹正中切口为例。

四、腹壁切口选择原则

（1）易于显露：切口位置应容易进入需要手术的部位，并有足够长度，能充分显露手术野。

（2）便于延长：当手术野需要扩大时，方便向某一方向适当延长。

（3）减少损伤：应尽量减少对各种组织，如肌肉、神经、血管等的损伤，减少对腹壁功能的影响。

（4）缝合容易：关闭腹壁时，要使缝合切口更方便。

（5）愈合牢固：有利于减少术后切口并发症的发生，如切口疝、切口裂开等。

五、术前准备

（1）手术体位：实验犬仰卧位，四肢捆绑于试验台。
（2）备皮位置：将实验犬胸部至会阴部体毛刮除。
（3）麻醉方式：采用盐酸赛拉嗪注射液肌内注射麻醉，用药剂量按 1～2 mg/kg 体重计算。

（4）器械准备：巾钳、治疗巾及其他常规手术器械。

六、操作步骤

（一）切口选择

选择实验犬腹正中切口，长度约 15 cm。

（二）人员分工

术者：洗手，穿手术衣，戴手套，完成腹壁切开手术。

助手：洗手，消毒，铺单，再次泡手或喷消毒剂，穿手术衣，戴手套，辅助开腹手术。

（三）手术步骤

1. 暴露腹壁　常规消毒、铺单后暴露腹壁正中部位。

2. 切皮　主刀及助手各手持纱布置于切口两侧，绷紧皮肤，刀尖垂直刺入；45° 切开皮肤及皮下组织（图 3-4-2）。

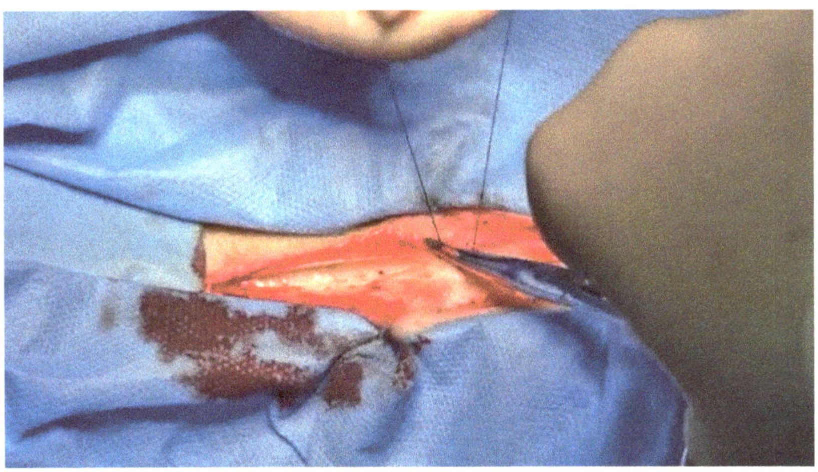

图 3-4-2　切皮

3. 止血　如有出血，用纱布沾干、压迫，如果效果不佳，可找到出血点使用结扎法止血（图 3-4-3）。

4. 剪开腹白线　暴露腹白线，组织剪剪开白线，可见下方的腹膜。

5. 保护切口　将治疗巾反折，与一侧切口齐平，巾钳以三明治方法同时钳夹治疗巾（图 3-4-4）、皮肤及手术铺单后反折，同法钳夹另一侧，并将治疗巾上下两端钳夹后翻折覆盖皮肤切缘（图 3-4-5）。

6. 提起腹膜　血管钳交替提起腹膜各 2 次（图 3-4-6），确保下方无腹腔脏器后剪

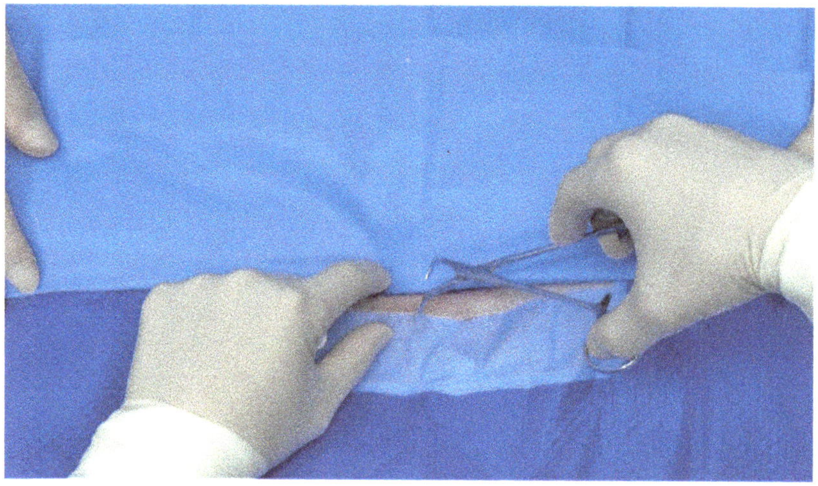

图 3-4-3 止血

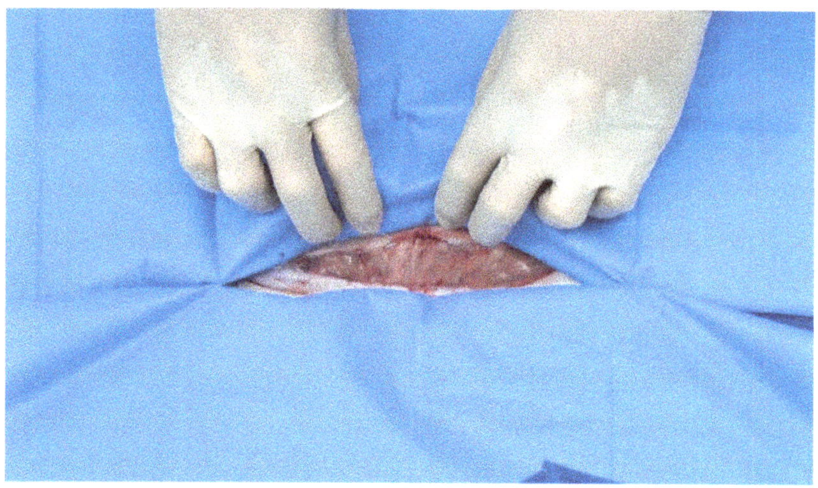

图 3-4-4 钳夹治疗巾

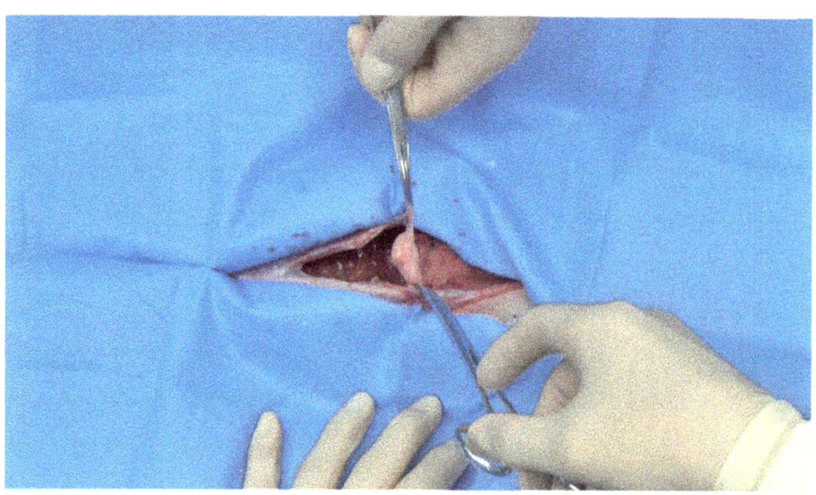

图 3-4-5 翻折治疗巾

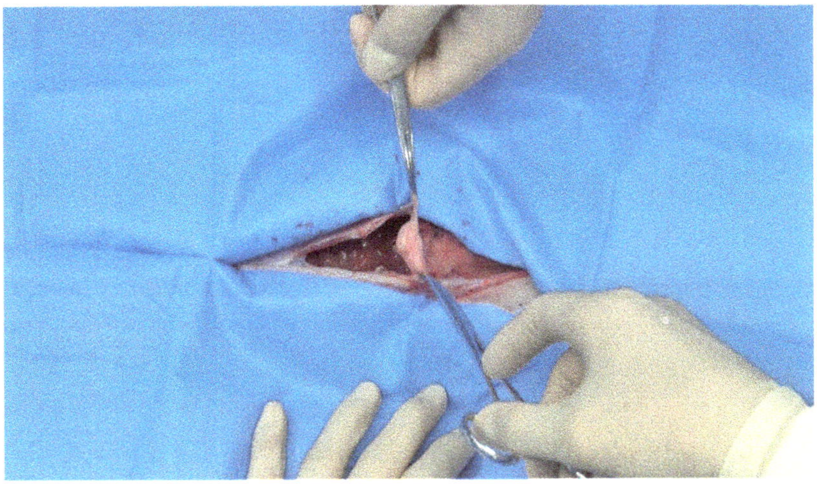

图 3-4-6　提起腹膜

开腹膜。本节操作不要求进入腹腔，至此操作结束。

七、注意事项

（1）操作注意事项：腹壁切开术是进行腹部手术的基本操作，操作时，需根据不同切口类型、解剖层次，逐层切开腹壁。还需仔细止血、轻柔操作，并严格遵守无菌操作原则。

（2）术后注意事项：助手清理物品，清洗手术器械、擦干并归还，两位术者一起将犬抬至外侧走廊，课后更衣后送回犬舍。

（李　鑫　崔　进）

第五节

脾切除术

扫码看视频

脾是腹腔脏器中最容易受损的器官之一。脾脏损伤的处理原则包括：① 对于裂伤比较表浅、局限，且无其他腹腔脏器合并伤的，可在严密观察下行非手术治疗；② 观察中如有继续出血，或发现有其他脏器损伤，应尽快手术探查；不符合非手术治疗条件的伤者，应尽快手术探查，以免延误治疗；③ 手术探查应彻底查明伤情，并决定是否行脾切除术。但在野战条件下，或病理性脾破裂，应行全脾切除术。治疗时应特别注意延迟性脾破裂，一旦发生，应立即手术。

一、简要步骤

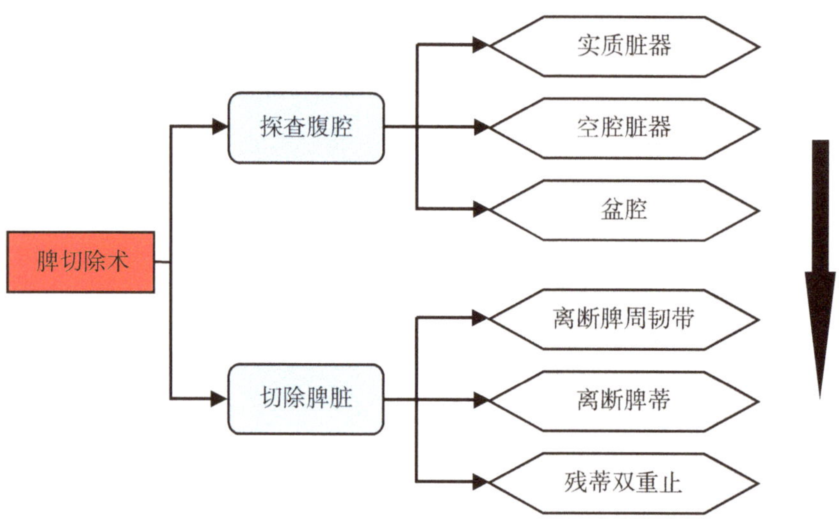

二、目的要求

（1）通过犬的脾切除术，了解脾脏切除的操作方法和步骤。

（2）了解腹腔探查的原则。

（3）进一步练习并巩固腹部外科基本功，熟练掌握切开、止血、结扎、缝合和荷包缝合的方法和步骤，复习腹壁切开、缝合的方法和步骤。

三、术前准备

（1）备皮位置：备实验犬上腹皮肤。

（2）麻醉方式：采用盐酸赛拉嗪注射液肌内注射麻醉，按 1～2 mg/kg 体重计算。

（3）手术体位：捉、绑犬，麻醉前取仰卧位。

（4）器械准备：腹部切开包。

四、操作步骤

（一）切口选择

上腹部正中切口，长 6～8 cm。

（二）人员分工

术者：腹腔探查，脾脏游离，脾蒂结扎及离断。

助手：洗手、消毒、铺单，辅助术者完成手术操作，尤其是暴露、牵拉、打结。

（三）手术步骤

术者、助手、器械护士分别洗手（七步洗手法），巡回护士兼麻醉医生负责打开无菌包，协助器械护士穿无菌手术衣，并协助铺手术单。器械护士整理手术台物品，助手洗手后，消毒、铺单。术者待铺单后开始主持手术。

1. 逐层进腹　依次切开皮肤和皮下→止血（1# 线），保护切口→切开腹白线及腹膜，结扎止血（4# 线）→保护腹膜（干纱布、圆针、7# 线连续缝合）。

2. 探查腹腔　清理腹腔积血，有序全面探查腹腔。原则上先探查肝、脾等实质性脏器，同时探查膈肌、胆囊等有无损伤，接着从胃开始探查空腔脏器，最后探查盆腔脏器（图 3-5-1）。

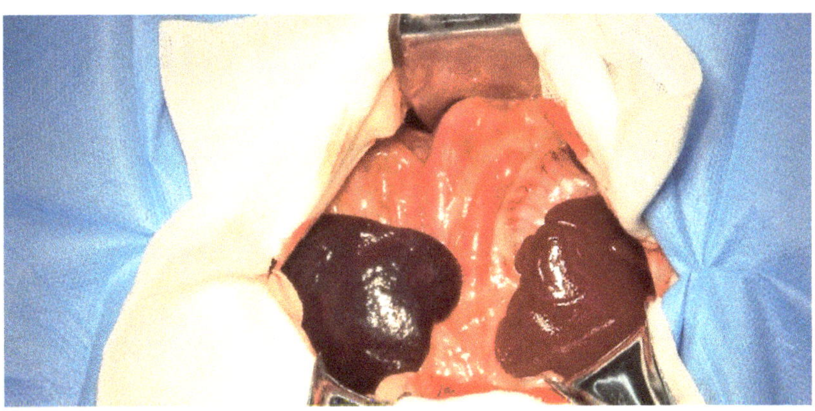

图 3-5-1　图片的右侧是肝脏，左侧是脾脏

术者：利用卵圆钳，逐步探查腹腔内脏器。

助手：牵拉，帮助术者进行手术视野的暴露，用纱布清理腹腔积血。

3. 离断脾周韧带　犬的脾脏长而狭窄，形似镰刀状，活动度很大，但仍需离断脾脏周围的牵拉结构（图 3-5-2）。

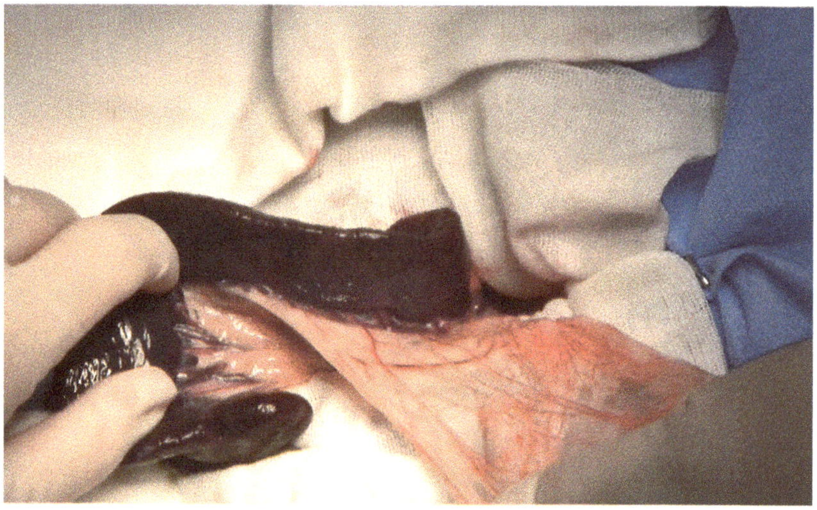

图 3-5-2　犬脾及其周围的附着结构

术者：在脾胃韧带的无血管区用组织剪剪开一小口，遇到血管时，用血管钳穿透系膜无血管区。采用带线结扎的方法，用 4# 线分别结扎离断血管的远端和近端（图 3-5-3）。

助手：助手及主刀医生分别交替于血管的远端、近端钳闭，组织剪剪断血管。

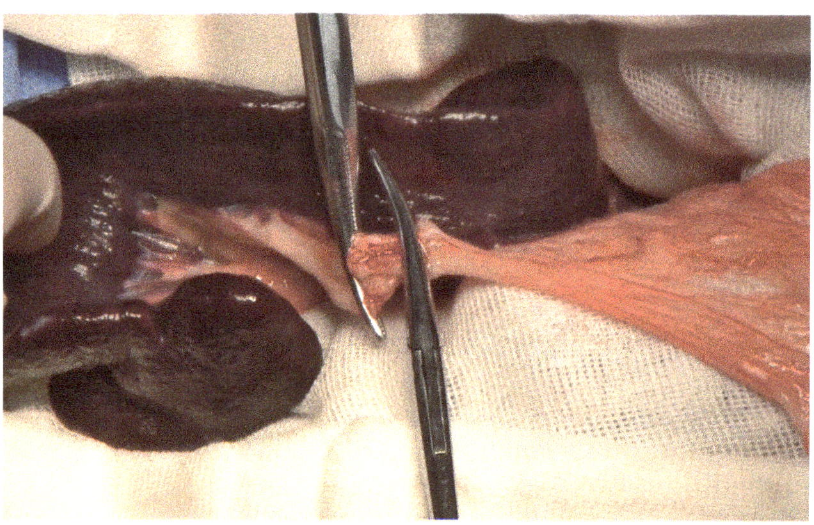

图 3-5-3　离断脾周韧带

4. 离断脾蒂　结扎脾脏主要的供应血管。

术者：用左手示指和中指绕过脾蒂后方，将脾轻轻提起，翻向右侧；用 2 把血管钳夹闭脾动静脉近端（图 3-5-4）。

助手：用 1 把血管钳夹闭脾蒂远端；助手及主刀医生分别交替于血管的远端、近端钳闭，组织剪剪断血管。

术者：组织剪剪断脾蒂血管，将标本传递给台上护士。

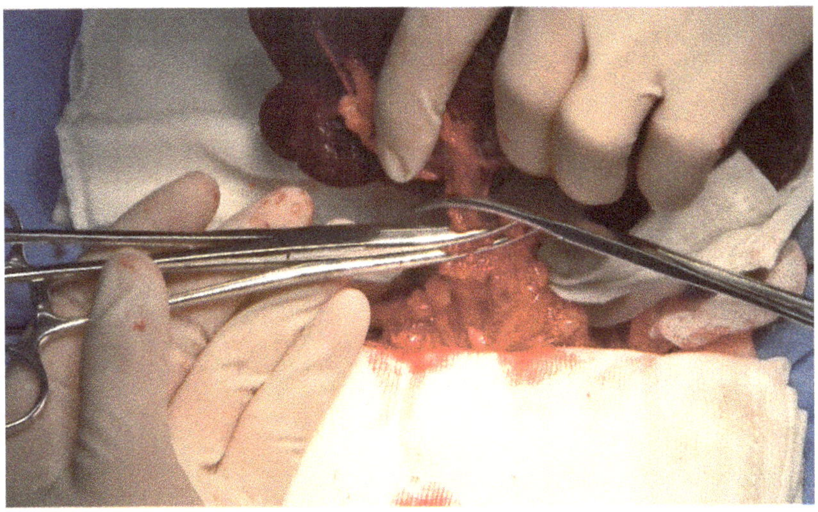

图 3-5-4　离断脾蒂

5. 残蒂双重止血　确保脾蒂残蒂确切止血。

助手：4[#] 线带线结扎近心端，打三叠结（图 3-5-5）。

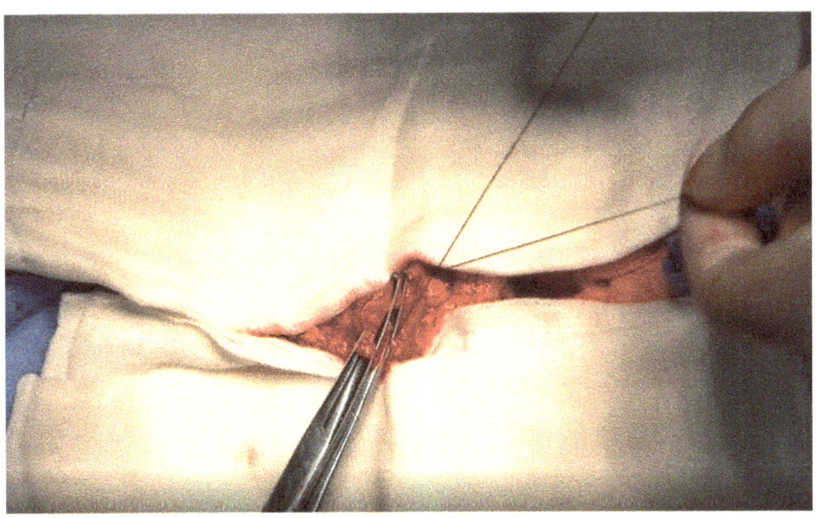

图 3-5-5　第一重结扎

术者：协助助手持线（图 3-5-6），确保打结不松脱；再用小圆针 1# 线贯穿缝扎，将脾蒂完全包绕进去，行“8”字缝扎（图 3-5-7）。

助手：打三叠结。

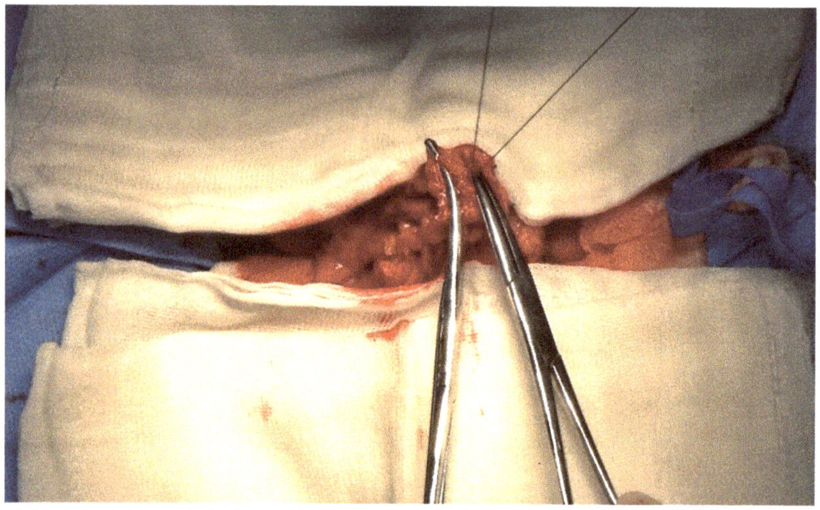

图 3-5-6 术者协助助手持线

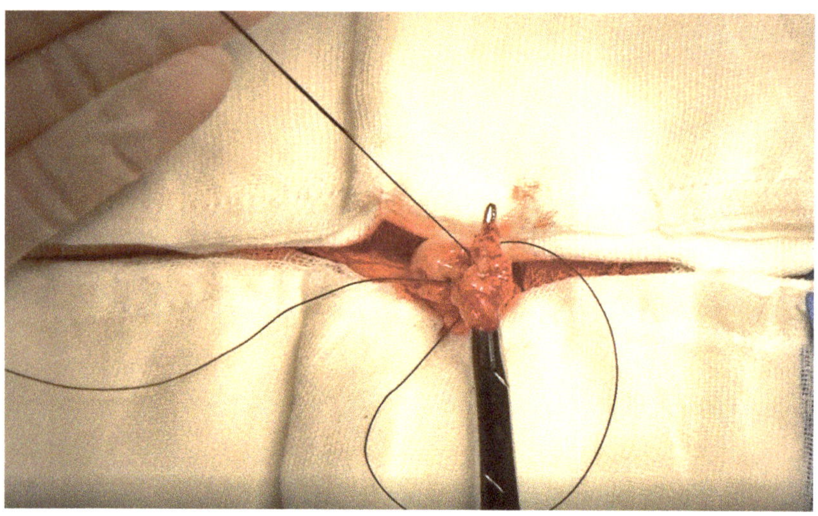

图 3-5-7 第二重缝扎

五、注意事项

开腹后应迅速清理积血及血凝块，迅速查明出血来源，进行处理。决定探查顺序时可参考两点：① 根据术前诊断或判断，首先探查受伤的脏器；② 凝血块集中处一般即是出血部位。如没有大出血，则应对腹腔脏器进行系统、有序的探查。做到既不遗漏伤情，也不作不必要的重复探查。探查顺序，原则上先探查肝、脾等实质性脏器，同时探查膈肌、胆囊等有无损伤。接着从胃开始，逐段探查十二指肠腹膜内段、空肠、回肠、大肠及其系膜。然后探查盆腔脏器。必要时切开胃结肠韧带显露网膜囊，检查胃后壁和胰腺。如有必要，切开后腹膜探查十二指肠二、三、四段。

在探查过程中发现的出血性损伤或脏器破裂，应随时进行止血或夹住破口。待探查结束后，对伤情做一全面评估，按轻重缓急逐一进行处理。原则上，先处理出血性损伤，后处理穿破性损伤，对于穿破性损伤，先处理污染重的损伤，后处理污染轻的损伤。

关腹前应彻底清除腹腔内残留的液体和异物，恢复腹内脏器的正常解剖关系。冲洗腹腔，必要时放置合适的引流物。

脾切除术后常见的并发症有：① 出血；② 膈下积液和脓肿；③ 脾热，表现为持续 2～3 周的发热（排除感染性发热）；④ 血小板增多症，较为常见，当血小板计数超过 300×10^9/L 时，需考虑预防血栓。

（刘　鹏　于冠宇）

第六节
盲肠切除术

扫码看视频

急性阑尾炎是普外科常见的急腹症之一。绝大多数阑尾炎一经诊断，应早期施行阑尾切除术。早期手术系指阑尾炎症还处于管腔阻塞或仅有充血水肿时就手术切除。在临床实际操作中，当腹部 CT 提示阑尾炎伴有阑尾粪石，保守治疗效果较差时，通常建议患者手术切除病变阑尾。下面将以犬的盲肠切除术为例，介绍盲肠（阑尾）的切除手术步骤。

一、简要步骤

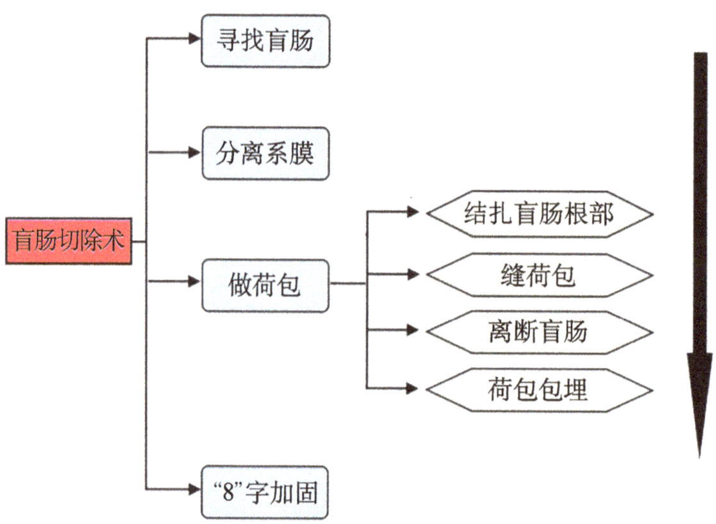

二、目的要求

（1）通过犬的盲肠切除术，了解阑尾切除术的操作方法和步骤。

（2）强化训练无菌操作技术，巩固无菌操作原则。

（3）进一步练习并巩固腹部外科基本功，熟练掌握切开、止血、结扎、缝合和荷包缝合的方法和步骤，复习腹壁切开、缝合的方法和步骤。

三、术前准备

（1）备皮位置：备实验犬右上腹皮肤。

（2）麻醉方式：采用盐酸赛拉嗪注射液肌内注射麻醉，按 1～2 mg/kg 体重计算。

（3）手术体位：捉、绑犬，麻醉前取仰卧位。

（4）器械准备：腹部切开包。

四、操作步骤

（一）切口选择

右侧中腹部经腹直肌切口。

（二）人员分工

术者：盲肠游离、离断、荷包缝合。

助手：洗手、消毒、铺单，辅助术者完成手术操作。

（三）手术步骤

术者、助手和器械护士分别洗手，巡回护士兼麻醉医生负责打开无菌包，协助器械护士穿无菌手术衣，并协助铺手术单。器械护士整理手术台物品，助手洗手后，消毒、铺单。术者待铺单后开始主持手术。

1. 寻找盲肠　经腹直肌开腹后，探查盲肠所在位置。犬的盲肠与人类盲肠不同，呈卷曲状，系膜与回肠相连。犬的盲肠一般位于腹腔右中部，多呈淡蓝色，其颈部变细，近端开口于结肠的起始部，远端呈逐渐变尖的盲端（图 3-6-1）。而人的盲肠，与结肠无明显界限，人的阑尾较犬的盲肠更狭长。所以犬的盲肠切除后其残端较人阑尾切除后的残端更粗大。

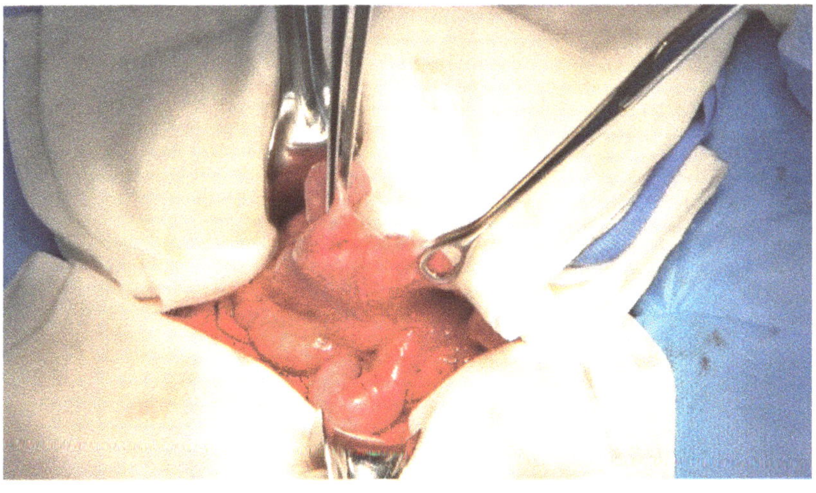

图 3-6-1　犬的盲肠

术者：利用卵圆钳，逐步探查到盲肠。找到盲肠后，用组织钳夹住盲肠，提出腹腔。

助手：帮助术者进行手术视野的暴露。

2. 分离系膜　离断盲肠供应血管及系膜组织。

术者：用组织剪逐渐分离盲肠表面附着的包膜，分离时，用剪刀剪开致密结缔组织，钝性分离疏松的脂肪组织（图 3-6-2）。遇到血管则离断并确切结扎，直至将盲肠与附近的肠管完全游离开来。处理盲肠系膜血管时，用血管钳穿透系膜无血管区，助手及主刀医师分别交替于血管的远端、近端钳闭，组织剪剪断血管（图 3-6-3）。

助手：配合主刀医师充分暴露操作区域，并提供对抗张力。

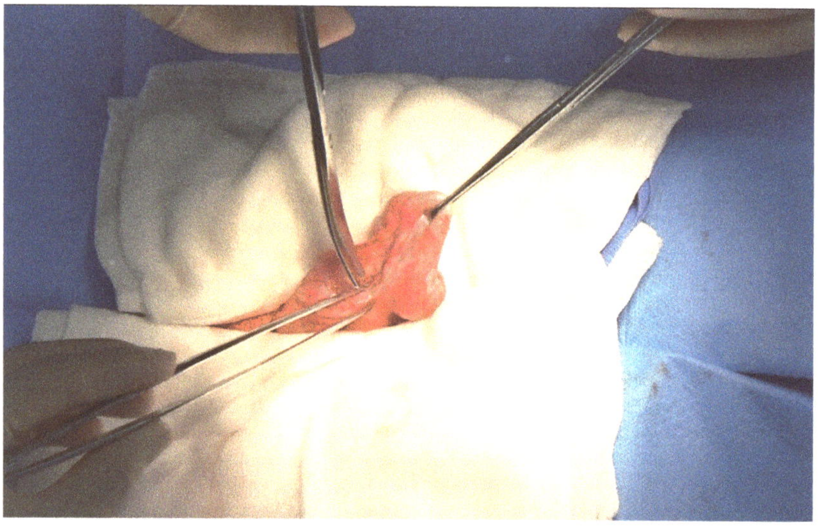

图 3-6-2　分离盲肠周围系膜

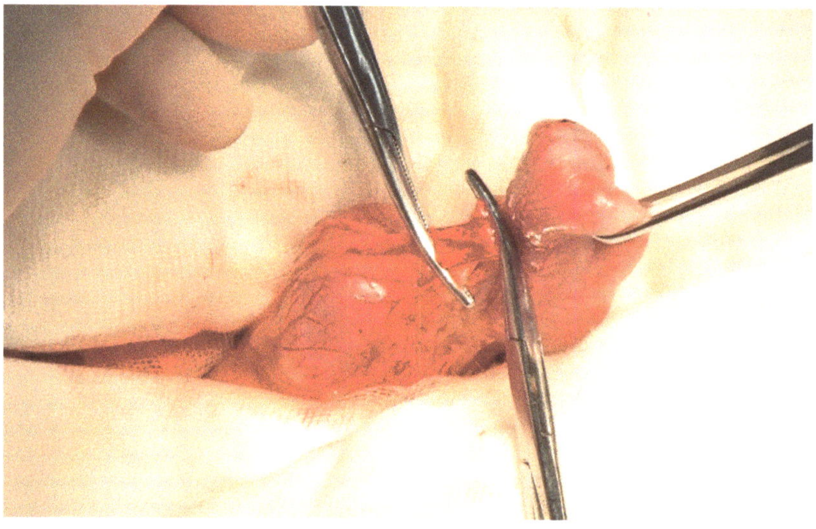

图 3-6-3　系膜血管结扎止血

3. 做荷包

（1）封闭盲肠根部

术者：游离完全之后，术者用直钳在盲肠根部钳夹，注意只上一个齿扣，切勿完全夹闭造成盲肠破裂（图 3-6-4）。

助手：用 7# 丝线于直钳下方打三叠结，将近端肠腔完全封闭（图 3-6-5）。

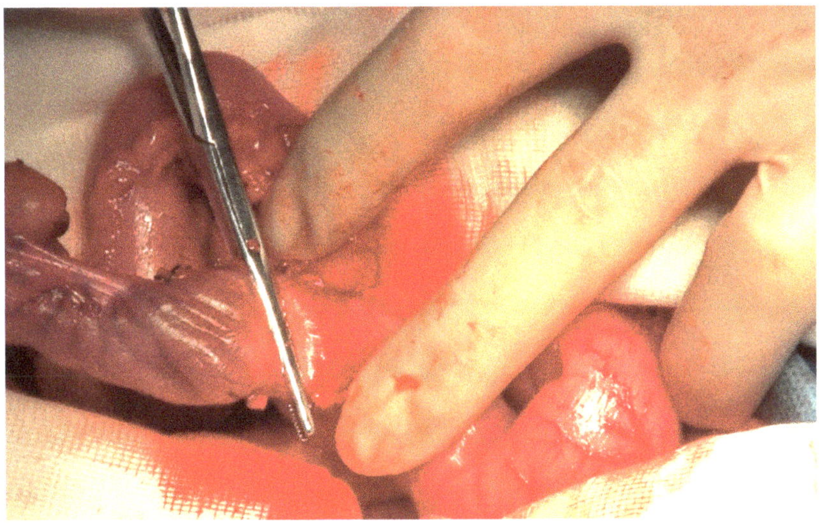

图 3-6-4　用直钳闭合盲肠管腔

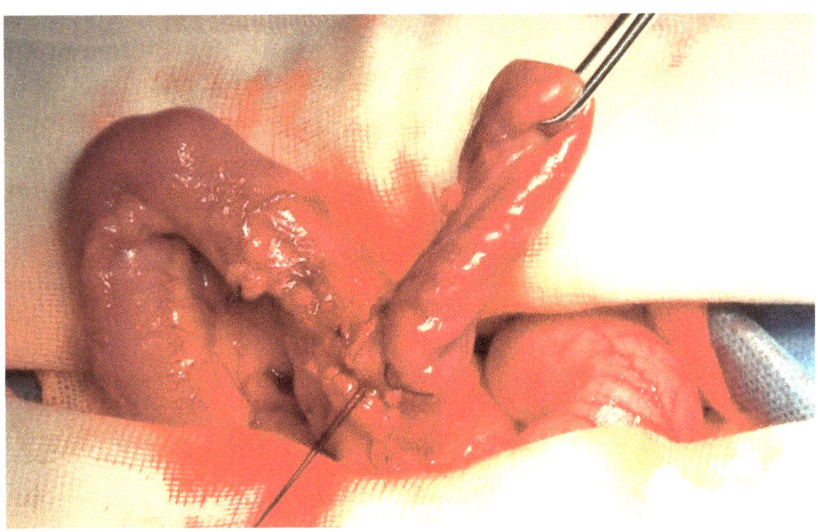

图 3-6-5　用丝线结扎封闭肠腔

（2）荷包缝合

术者：用小圆针、1# 或 4# 线在盲肠根部进行荷包缝合，荷包缝合的深度为浆肌层，注意不要穿透肠壁全层。进针点距离盲肠根部 5～10 mm，但具体要根据残端的大小决定：一般荷包直径为盲肠根部直径的 2 倍较为适宜。针距为 3 mm。荷包缝合时主刀医师灵活采用正针与反针，通常一半为正针，另一半为反针，以方便操作为宜。最后一针的出针点尽量靠近第一针的进针点，但不要与第一针交叉（图 3-6-6）。

助手：蚊氏钳夹住线尾。

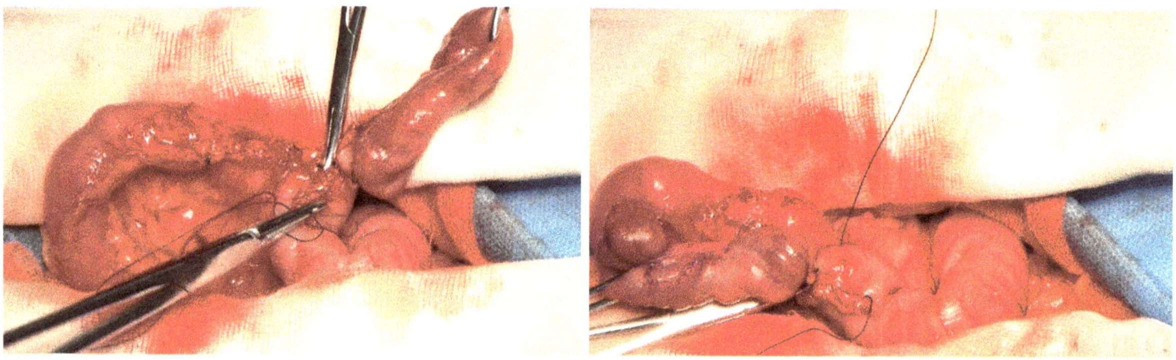

图 3-6-6　盲肠根部做荷包

（3）离断盲肠

术者：盲肠根部结扎线上方 0.2～0.3 cm 处上直钳，垫干纱布（图 3-6-7），尖刀片贴直钳下缘切除盲肠（图 3-6-8）。

助手：用碘伏纱布消毒残端 2 遍（图 3-6-9）。

（4）荷包包埋

术者：右手持镊子稳定肠管并提供支撑，左手持蚊氏钳将盲肠残端推入缩窄的荷包口中（图 3-6-10）。

助手：持荷包的两个线尾，缓慢收紧荷包，打三叠结。

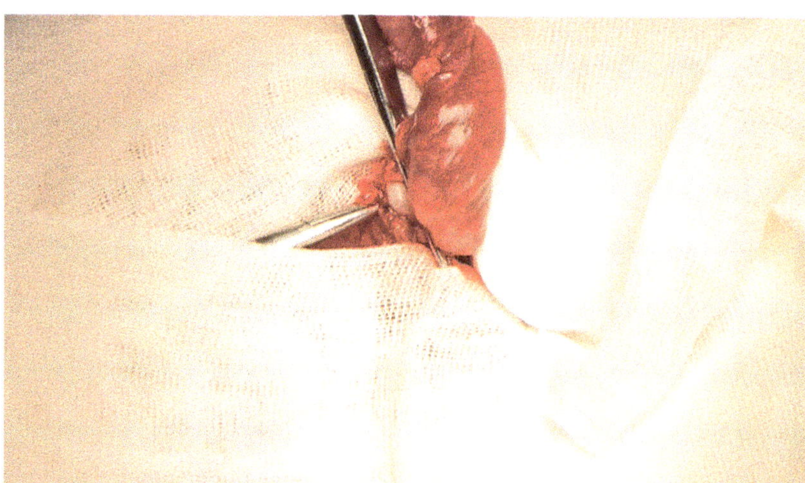

图 3-6-7　离断前纱布保护创面

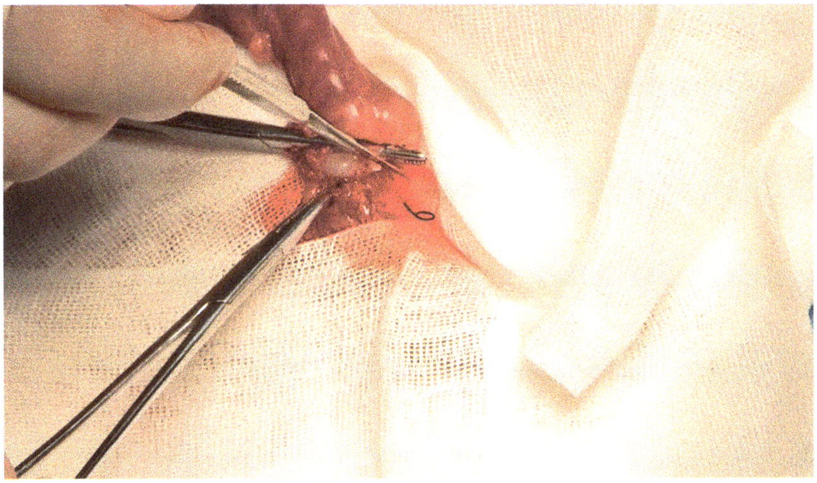

图 3-6-8 血管钳夹闭远端盲肠并离断

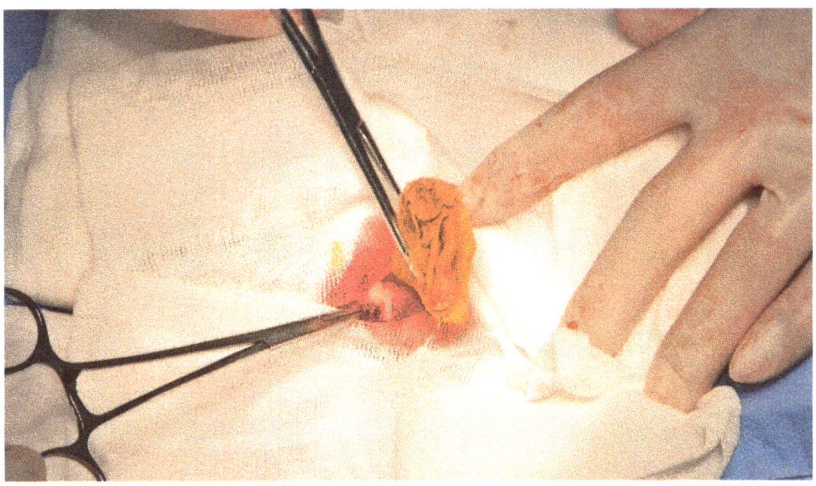

图 3-6-9 消毒盲肠残端

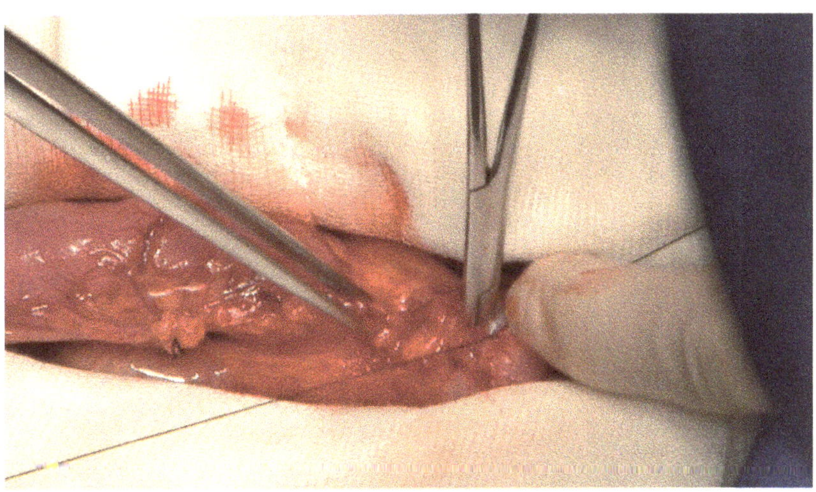

图 3-6-10 包埋荷包残端

4.“8”字加固

术者：轻轻牵拉，进行浆肌层的“8”字缝合（图 3-6-11）。

助手：打三叠结。

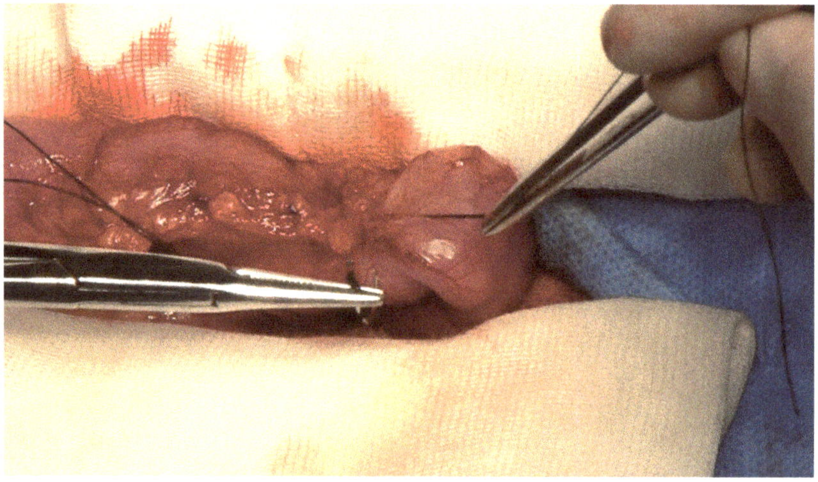

图 3-6-11 “8”字缝合加固包埋盲肠根部

五、注意事项

（1）手术结束后，助手协助器械护士清理物品，清洗手术器械并擦干，术者与麻醉医师一起将犬抬至外侧走廊，课后更衣后送回犬舍。

（2）如果术中发现阑尾穿孔或化脓，腹腔内被粪便及脓液污染，需要仔细冲洗腹腔，吸尽脓液，必要时留置引流。

（3）如果术中难以发现阑尾，不要慌张，需要考虑到异位阑尾的可能，必要时向经验丰富的上级医师请求帮助。

（4）阑尾炎需要与其他急腹症进行鉴别，切勿忽略其他腹部急症，而延误患者治疗。

（刘　鹏　于冠宇）

第七节
小肠部分切除吻合术

扫码看视频

小肠部分切除吻合术在临床上应用广泛，且肠段切除的范围会影响患者的预后，故手术时必须正确判断切除部位、切除长度，特别是大段小肠切除的，必须慎重处理，避免术后出现“短肠综合征”。

一、简要步骤

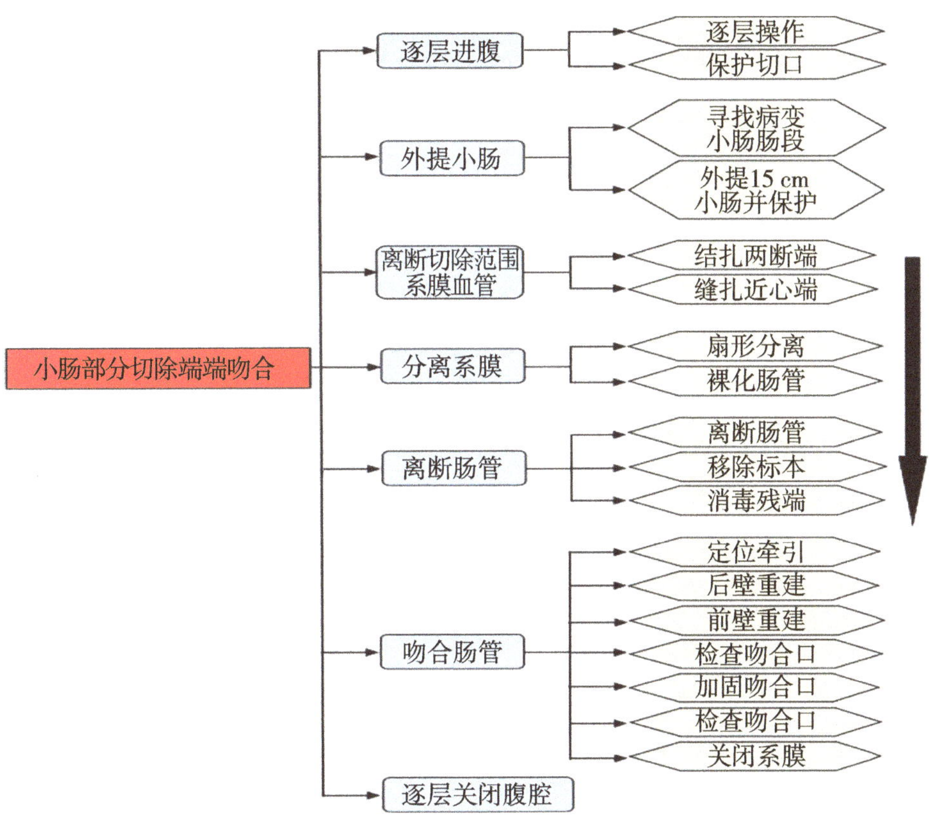

二、目的要求

（1）强化无菌、爱伤与协作观念。

（2）熟悉切开、止血、结扎、缝合等基本操作。

（3）掌握小肠部分切除及端端吻合术的方法及步骤。

三、术前准备

（一）动物准备

（1）实验犬取仰卧位。

（2）备皮：将腹部皮毛剃去，用肥皂水清洁并擦干。

（3）采用盐酸赛拉嗪注射液肌内注射麻醉，按 1～2 mg/kg 体重计算。

（二）学员准备

1. 学员准备　手术人员更换清洁的衣裤和鞋，修剪指甲，采用“七步洗手法”进行洗手。

2. 人员分工

（1）第一组：术者、助手、器械护士、巡回护士兼麻醉医师各 1 名。

（2）第二组：助手与器械护士角色互换，不脱手术衣、手套；术者与麻醉角色互换。

（三）手术开始前准备

1. 切口选择　上腹部正中切口，长 6～8 cm，术前用龙胆紫或记号笔标记切口。

2. 人员分工

（1）巡回护士兼麻醉医师：负责打开无菌包，协助穿无菌手术衣，铺单，供应手术台上无菌物品，观察犬并填写麻醉记录单，有情况及时与术者沟通。

（2）器械护士：洗手，穿无菌手术衣，戴无菌手套，整理器械台，配合铺单及手术。

（3）助手：洗手，手术区消毒、铺单，再次消毒手及手臂，穿无菌手术衣、戴无菌手套，配合术者手术。

（4）术者：洗手、穿无菌手术衣、戴无菌手套，主持手术。

（5）器械护士与巡回护士：清点手术器械及物品并记录。

四、操作步骤

（一）逐层进腹

取上腹正中切口，切开皮肤和皮下组织→止血（$1^{\#}$线），保护切口→切开腹白线及腹膜，结扎止血（$1^{\#}$线）→保护腹膜（干纱布、圆针、$7^{\#}$线连续缝合）。

（二）外提小肠

寻找并外提病变小肠（无齿卵圆钳、长镊子）约 15 cm→湿盐水纱布保护（图 3-7-1）。

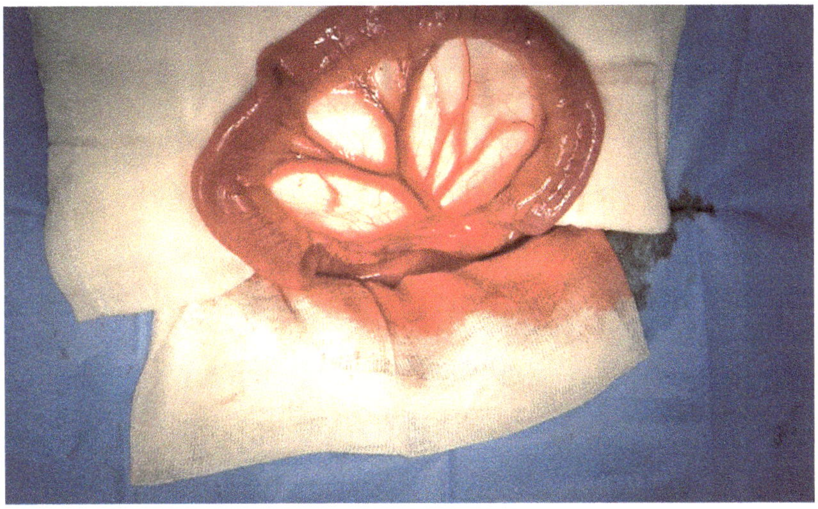

图 3-7-1 外提小肠并保护

（三）离断供应拟切除肠管范围的系膜血管

近心端 2 把中弯血管钳，远心端 1 把中弯血管钳→剪刀离断血管→ 4# 线结扎血管两断端，近心端 1# 线做贯穿缝合结扎（图 3-7-2）。

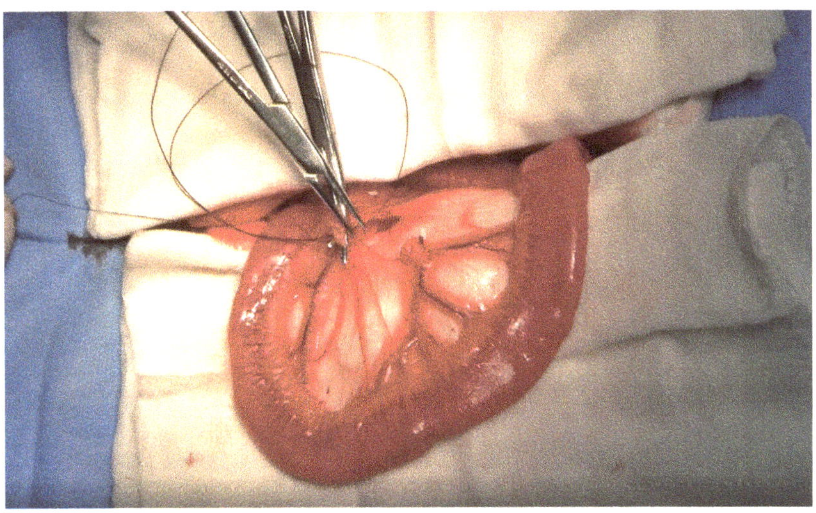

图 3-7-2 离断供应血管

（四）分离系膜

剪刀扇形分离肠系膜无血管区→游离、裸化拟切除肠管两端长度各 1 cm 左右（肠壁根部细小部分用蚊氏钳和 1# 线结扎）→将肠内容物向拟切除肠段轻轻挤压→两健侧 3 cm 左右小肠各以肠钳单齿钳夹→在拟切除肠管两端各钳夹 1 把 Kocher 钳，与小肠横轴约成 30° 角（图 3-7-3）。

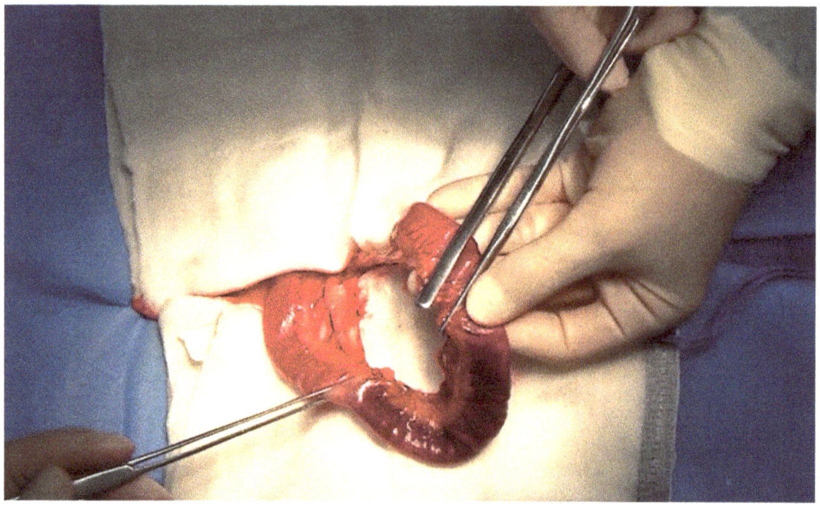

图 3-7-3 分离系膜

（五）离断肠管

肠钳与 Kocher 钳后方垫纱布保护→紧贴 Kocher 钳健侧离断肠管并移除病变肠管及衬垫纱布→碘伏棉球或纱条处理肠管残端（图 3-7-4）。

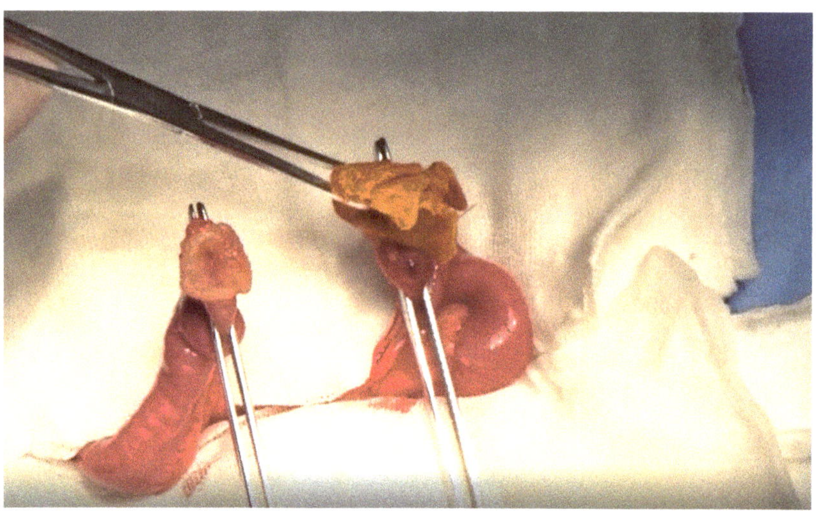

图 3-7-4 离断肠管

（六）吻合肠管

1. 定位牵引　在距离两断端 0.5 cm 处分别做浆肌层牵引缝合（小圆针、1# 线，蚊式钳固定线尾）（图 3-7-5）。

2. 后壁重建　采用全层连续锁边缝合小肠后壁（小圆针、1# 线）。

牵引线上 0.2 cm 处将两断端按 U 字形全层缝合，保留线尾，打结→缝针由原进针

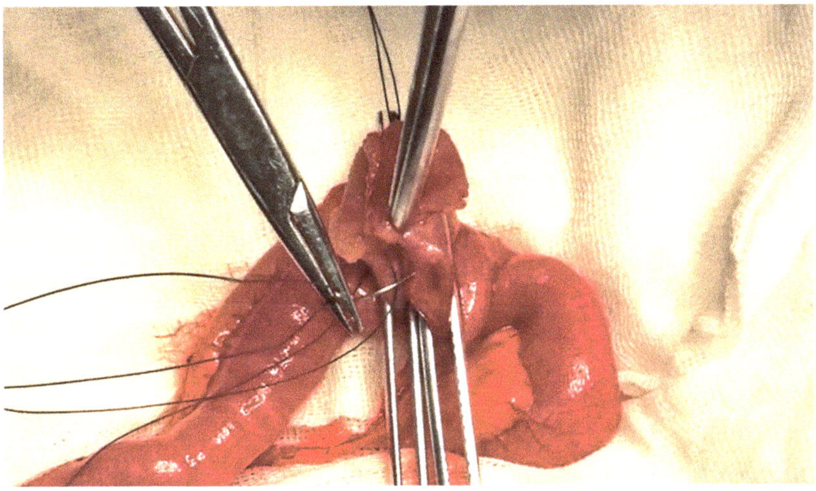

图 3-7-5　定位牵引

处进针，穿入肠管腔内→开始后壁连续锁边缝合，重建后壁，每一针均由前一针线袢内穿出，助手协助收紧缝线，重复操作，完成后壁重建。边距与针距均为 0.3 cm（图 3-7-6）。

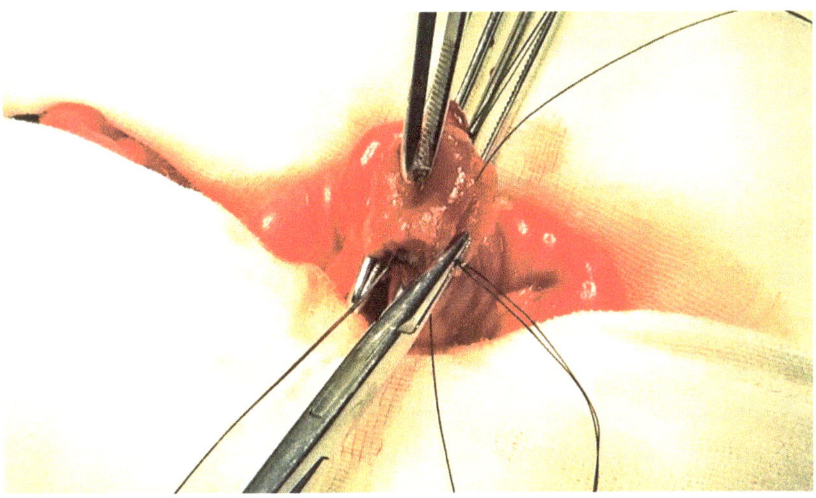

图 3-7-6　后壁重建

3. 前壁重建　采用 Connell 缝合法缝合小肠前壁，即连续水平褥式全层内翻缝合（小圆针、1# 线）。

后壁重建完成后，缝针由同侧肠管腔内穿出，开始前壁 Connell 缝合→由对侧浆膜进针，穿透全层，而后由对侧黏膜进针，浆膜出针，引出缝线，缝针达对侧肠壁→同法缝合己侧，收紧缝线，助手适当协助，使切缘内翻，重复操作，完成前壁重建→前壁缝合完毕与 U 形缝合所留线尾打结。边距与针距均为 0.3 cm（图 3-7-7）。

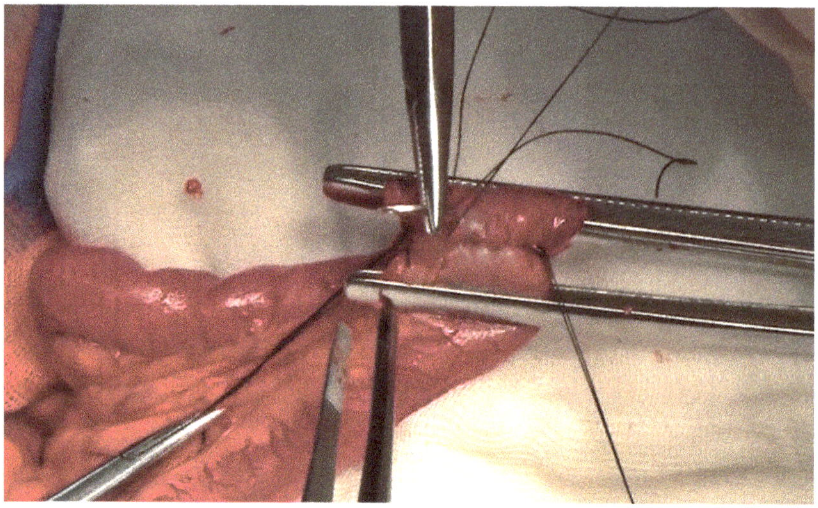

图 3-7-7 前壁重建

4. 第一遍检查吻合口 完成前、后壁全层重建后，松开肠钳，更换手套、纱布、器械，拇指和示指对指检查确认吻合口是否通畅（图 3-7-8）。

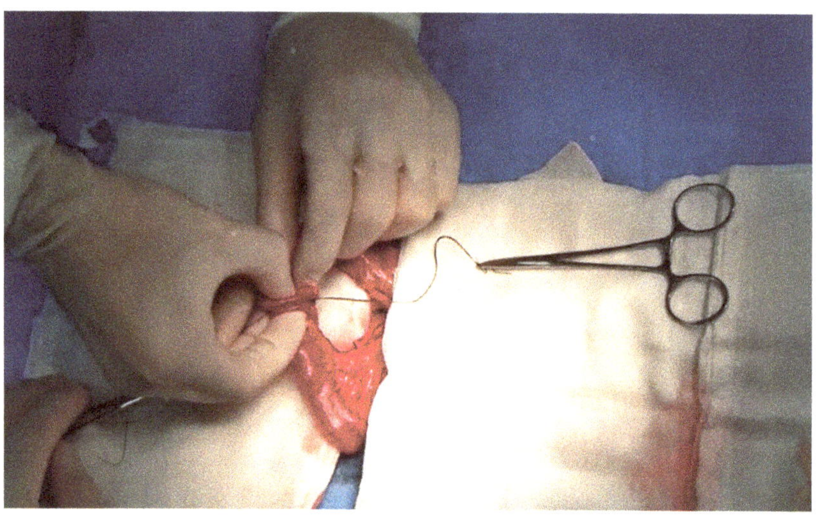

图 3-7-8 第一遍检查吻合口

5. 加固吻合口 确认吻合口通畅后，行 Lembert 缝合，即间断垂直褥式浆肌层缝合（小圆针、1# 线）加固吻合口。

距第一层缝线外缘 0.5 cm 处进针，经黏膜下层潜行，距第一层缝线外缘 0.2 cm 处出针→至对侧，距第一层缝线外缘 0.2 cm 处进针，经黏膜下层潜行，距第一层缝线外缘 0.5 cm 处出针→结扎缝线，肠壁自然对合内翻。针距为 0.3 ~ 0.4 cm（图 3-7-9）。

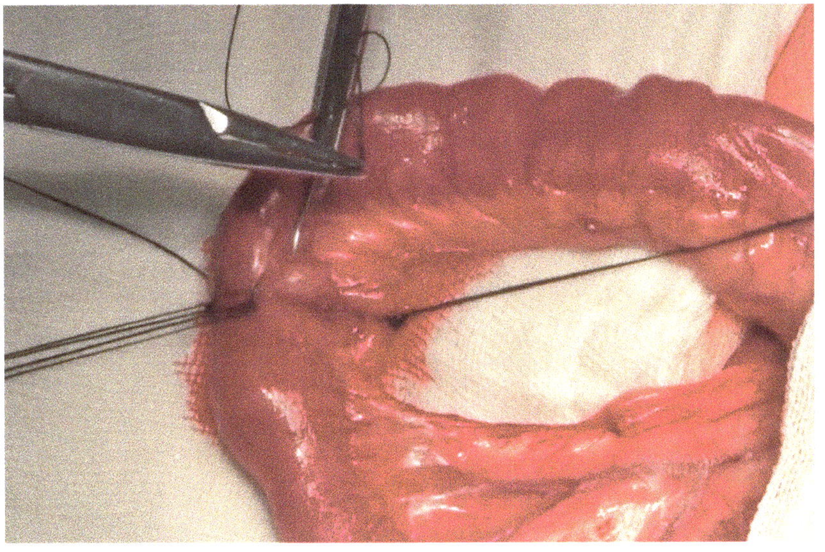

图 3-7-9 加固吻合口

6. 第二遍检查吻合口 浆肌层加固完成后，拇指和示指对指检查确认吻合口是否通畅→观察加固是否完整（图 3-7-10）。

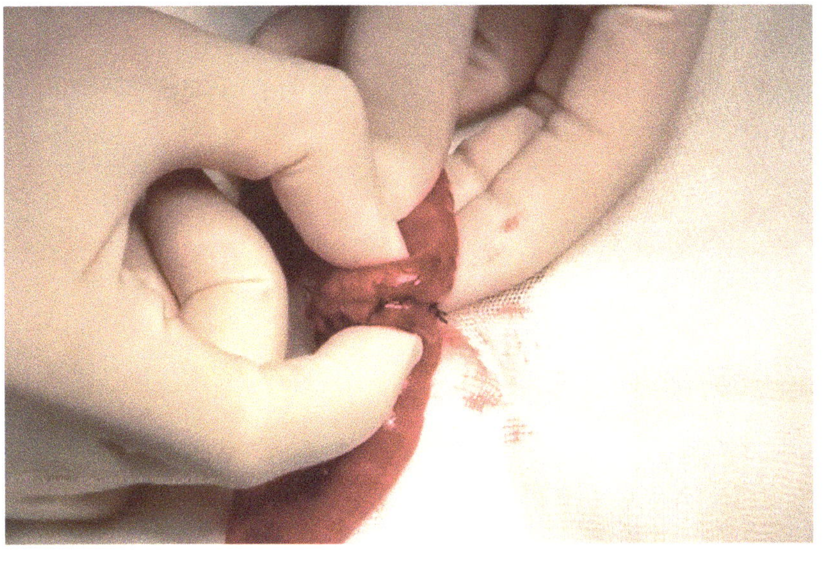

图 3-7-10 第二遍检查吻合口

7. 角色互换 在原吻合口基础上向两侧（各 10 cm 左右）扩大分离肠系膜→切除前一段小肠吻合口处，并进行端端吻合，吻合步骤同上。

8. 关闭系膜裂孔 连续或间断缝合均可（小圆针、1# 线），缝合间距 1 cm。注意不要缝合或损伤邻近系膜血管（图 3-7-11）。

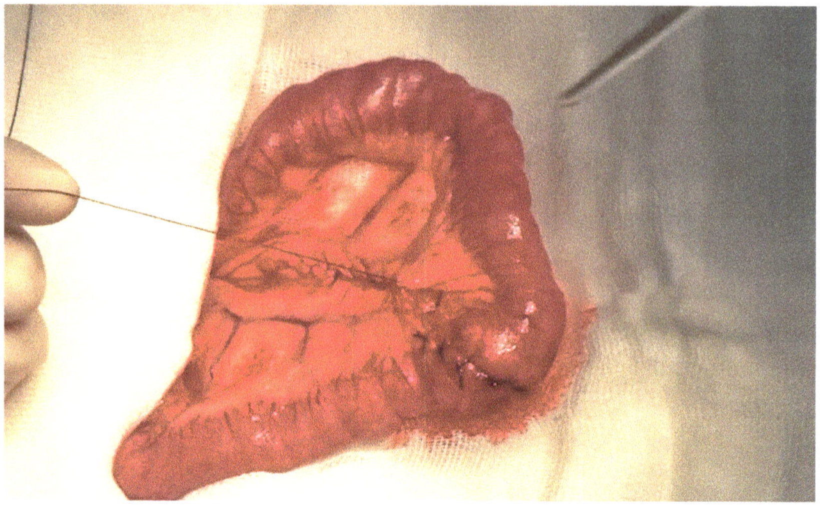

图 3-7-11　关闭系膜裂孔

（七）逐层关闭腹腔

（1）按顺序还纳小肠入腹腔（图 3-7-12A），探查腹腔无出血及异物残留后，以大网膜覆盖（图 3-7-12B），第二遍清点器械、纱布，无误后逐层关闭腹腔（图 3-7-12C）。

（2）腹腔关闭顺序及缝合方法、缝针、缝线选择：腹膜（连续缝合，大圆针、7# 线）→第三遍清点纱布、器械→白线（间断 / 连续缝合，大圆针、7# 线）→皮下（间断缝合，大圆针、1# 线）→皮肤（间断缝合，三角针、1# 线）。

注意：腹膜与白线可一并进行缝合，连续或间断均可，大圆针、7# 线。此法缝合完成后进行第三遍清点纱布、器械，无误后完成皮下与皮肤缝合。

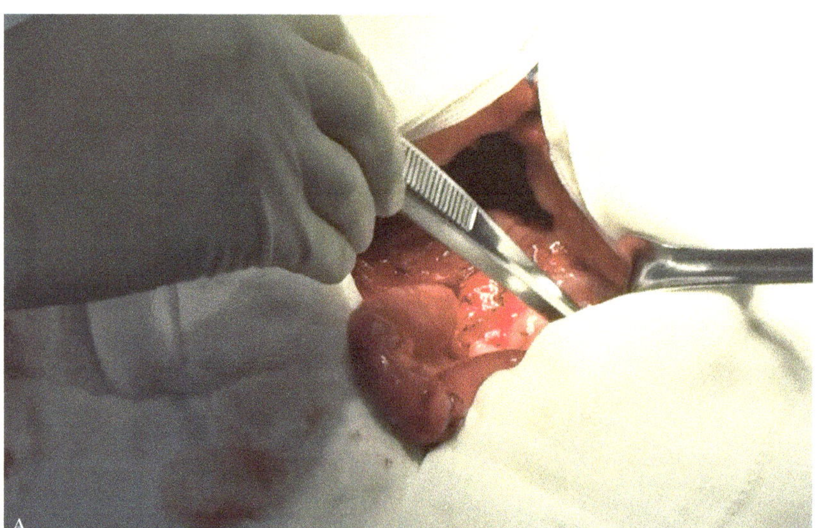

A

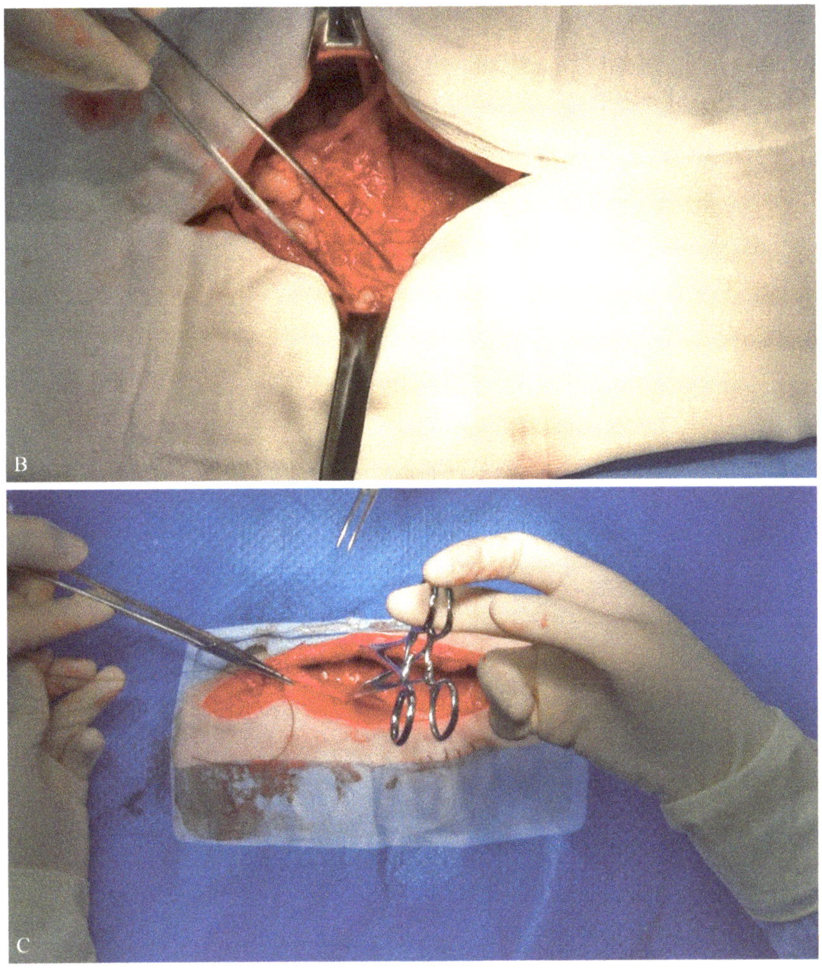

图 3-7-12　逐层关闭腹腔

五、术中可能出现的问题及处理方法

（1）切断腹腔内大血管引起大出血，依次用手指进行压迫、钳夹、贯穿缝扎止血。

（2）动物术前出现呕吐，可肌内注射适量阿托品；手术过程中动物苏醒并挣扎，应追加适量麻醉药。

（3）手术过程中动物若出现呼吸骤停，可用尼可刹米抢救；若出现心搏骤停，可用肾上腺素抢救。

（4）手术中若肠内容物流入腹腔，应尽快清理，同时用碘伏纱布进行污染处的消毒，必要时可用温生理盐水进行局部冲洗。

六、术后注意事项

术毕，手术组所有成员分工进行手术物品清理、清洗手术器械，并将犬送回犬舍。

（闫飞虎　李　旭）

第八节
气管内插管术

扫码看视频

气管内插管术（endotracheal intubation）是建立人工气道最有效、最可靠的一种方法，是将气管内导管通过口腔或鼻腔，经声门置入气管的技术。此项技术能为解除呼吸道梗阻、保证呼吸道通畅、清除呼吸道分泌物、防止误吸、进行辅助或控制呼吸等操作提供最佳条件。气管插管术常用于气管内麻醉和危重症抢救。该技术可为实验动物实施术中呼吸道吸引、通气供氧、气管内给药等操作。

一、简要步骤

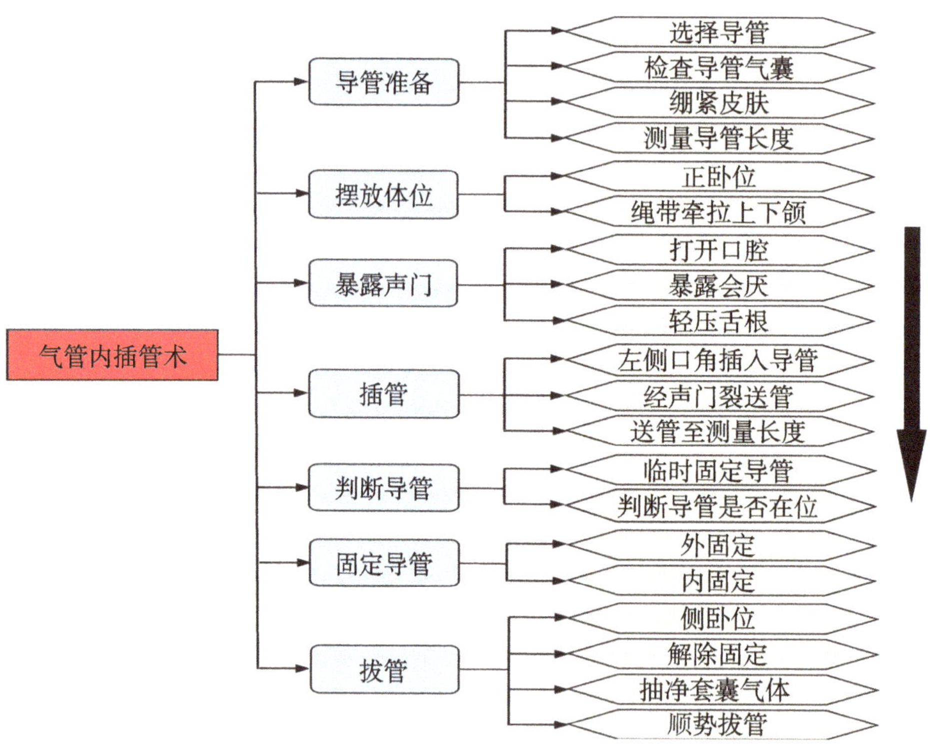

二、目的要求

（1）了解实施动物气管插管的不同体位选择。
（2）掌握气管插管路径的解剖结构。
（3）掌握动物气管插管的步骤。
（4）掌握判断气管插管是否在位的方法。

三、操作前准备

（一）操作体位

（1）双人操作：将实验犬置于正卧位，摆正身体，抬下颌。
（2）单人操作：将实验犬置于仰卧位。

（二）器械准备

动物专用喉镜，不同型号的气管内导管，润滑剂，空针，听诊器，纱布，绳带或纱布条（图 3-8-1）。

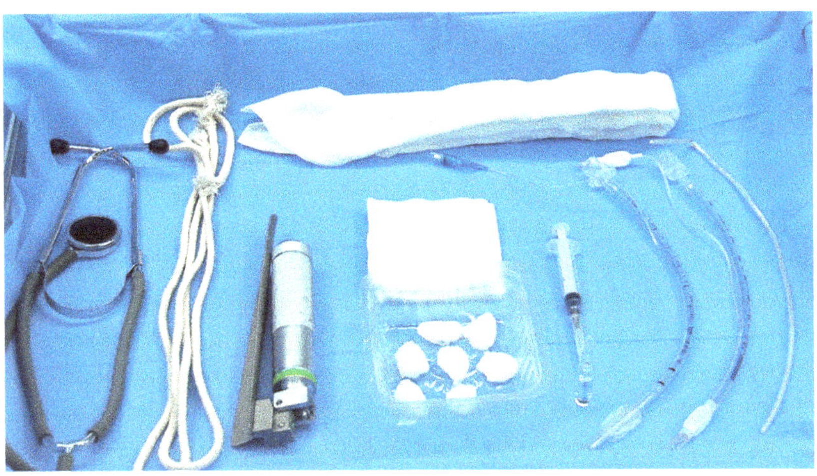

图 3-8-1　器械准备

四、操作步骤

（一）人员分工

术者：戴手套，实施插管操作。
助手：戴手套，保持实验犬头部位置，并打开其上下颌。

（二）实施步骤

1. 导管准备

（1）选择导管：将实验犬置于侧卧位，一手轻轻托起头部，另一手触摸气管估测直径（图 3-8-2A），选取适当型号的气管导管，同时需准备口径相近的插管留作备用。

（2）检查导管气囊：用空针向导管套囊内打气检查气囊是否漏气。

（3）导管塑形：导管内置入硬导丝以便于塑形及顺利插入，在导管前端涂抹润滑剂充分润滑。

（4）测量导管长度：比对犬齿到肩胛骨前缘的距离以估测插入长度（图 3-8-2B），并在该位置预先系上绳带或纱布条用于插管成功后的固定导管。

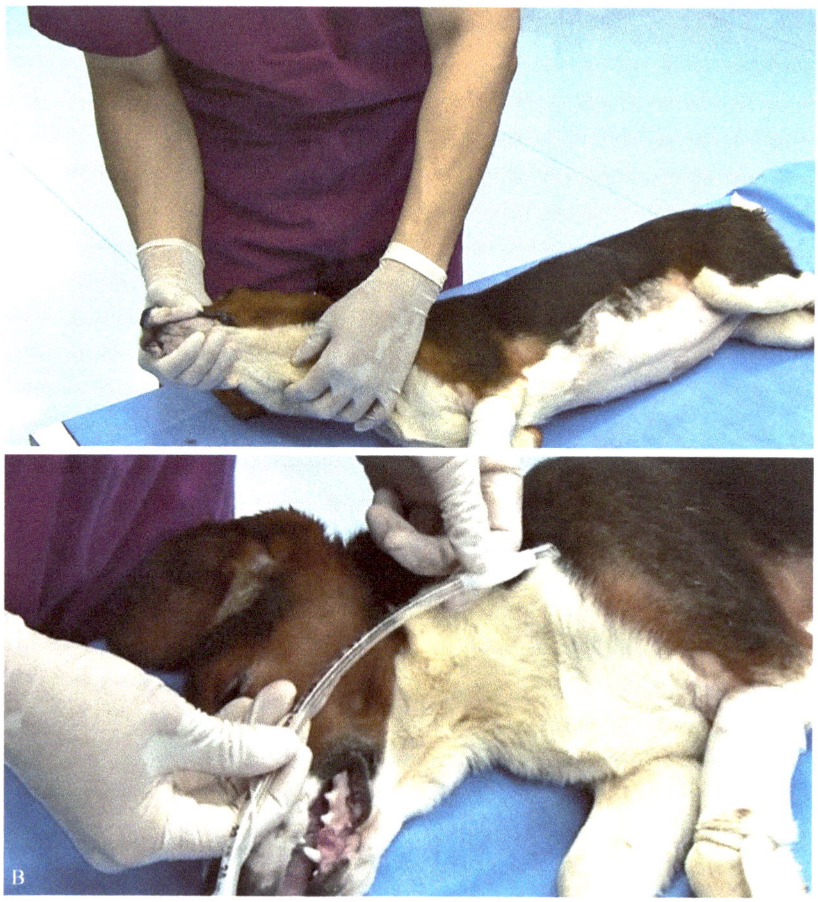

图 3-8-2　导管准备

2. 摆放体位　将实验犬置于正卧位，摆正身体，抬下颌。助手使用绳带牵拉上下颌，以打开口腔，如暴露不充分，可使用纱布将犬舌从一侧拉出。

3. 暴露声门　助手协助打开犬口腔，操作者左手持喉镜伸入口腔深处，暴露会厌，用喉镜镜片轻压舌根和会厌底部，可见打开的声门（图 3-8-3）。

4. 插管　声门暴露后，操作者立即右手持气管导管，从实验犬左侧口角将导管沿镜片插入口腔，对准声门，将导管经声门裂送入气管内，继续伸入直到套囊进入气管内，到达预定长度（图 3-8-4）。若插入过程中感觉有阻力存在，则更换较小口径的导管。

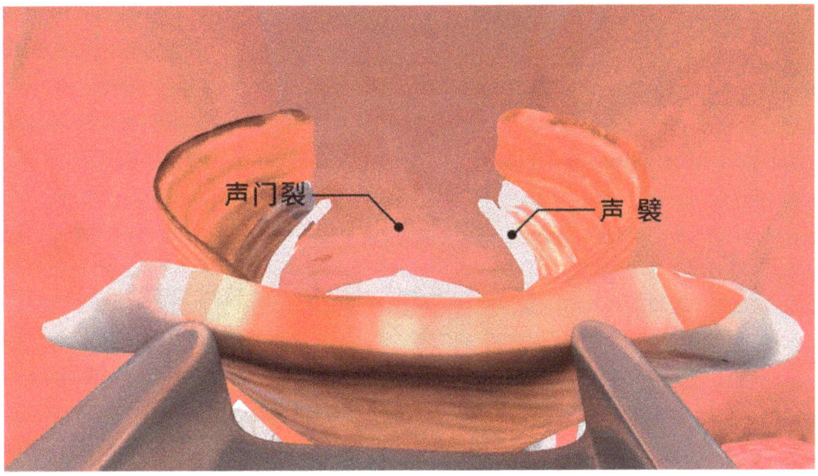

图 3-8-3　犬声门解剖结构

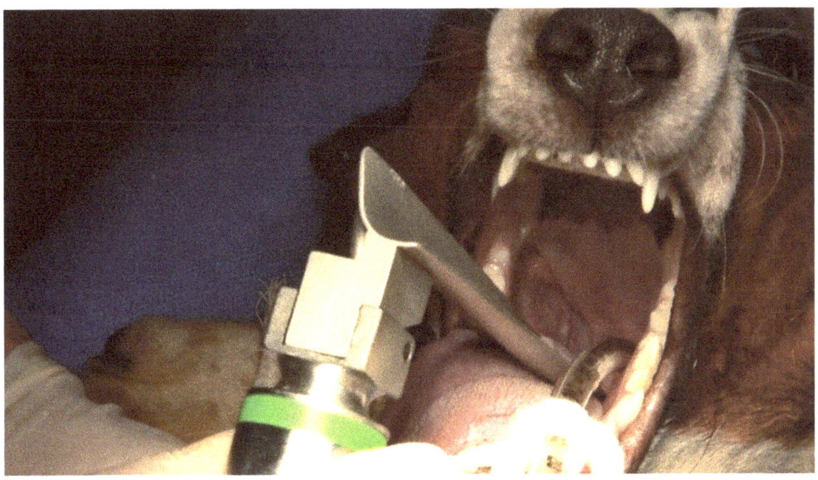

图 3-8-4　插管

5. 判断导管　操作者临时固定气管插管，助手判断导管是否插入气管内。

（1）用毛发等絮状物贴近导管出口，检查有无气流。

（2）观察透明导管口处的管壁，呼气时可见导管内壁有气雾形成，吸气时消失。

（3）连接呼吸机，观察呼吸波形及指标。

（4）挤压呼吸球囊行人工通气，观察双侧胸廓起伏是否对称（图 3-8-5），并听诊检查双肺呼吸音是否存在及对称。

6. 固定导管

（1）外固定：将预先绑于插管上的固定绳打结固定于上颌或下颌。

（2）内固定：向导管套囊内注入空气。注气时，针筒内感到有轻微回弹阻力即可。

7. 拔管　待手术完成，实验犬清醒后需拔除气管插管时，将犬置于侧卧位，解开固定在上颌或下颌的导管固定绳，空针抽净套囊内气体，顺势拔出导管即可。

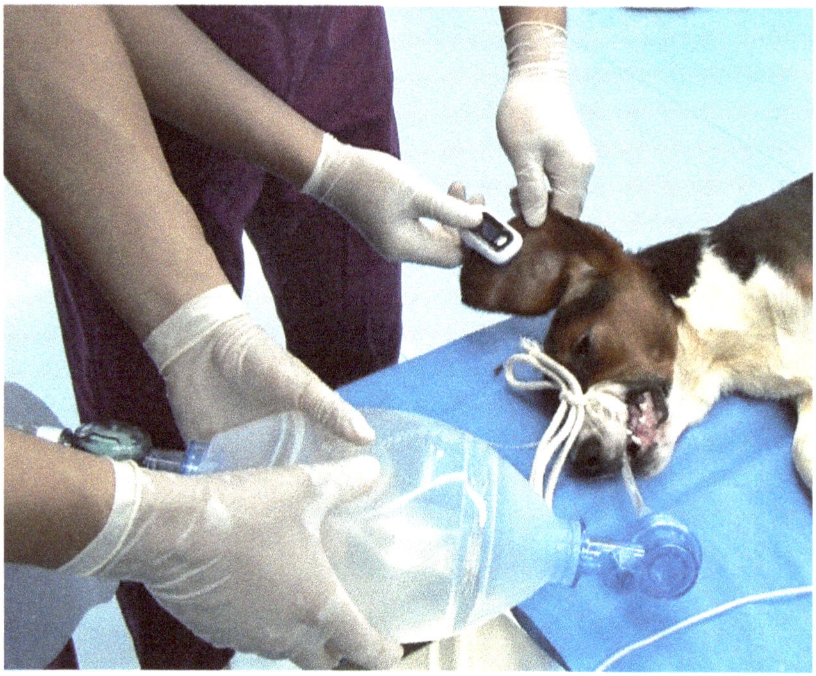

图 3-8-5 判断导管是否插入气管内

五、操作注意事项

（一）操作并发症

（1）操作用力不当：易造成口咽器官损伤、组织出血、咽喉痉挛。

（2）导管口径选取不当：如口径过小，可使呼吸道阻力增加；而口径过大、导管过粗时，易引起喉头水肿。

（3）导管插入深浅不当：插入过深误入支气管，可引起缺氧及一侧肺不张；插入太浅时，导管容易脱出。因此，术中需随时关注导管的位置。

（二）注意事项

（1）熟悉声门处生理解剖。

（2）操作时注意手法轻柔，避免盲目、暴力操作。

（3）插管完成后，迅速判断导管是否在位，观察实验动物的生命体征。

（李 鑫 于 瀛）

第九节
胸腔闭式引流术

扫码看视频

胸腔闭式引流术（thoracic closed drainage），是将引流管一端置入胸腔内，另一端接水封瓶、引流袋等体液收集装置，从而排出胸腔内积气、积液的操作技术。胸腔闭式引流术不仅是择期胸部手术中的常规操作，也是胸部外伤急救中最基本、最重要的操作。

一、简要步骤

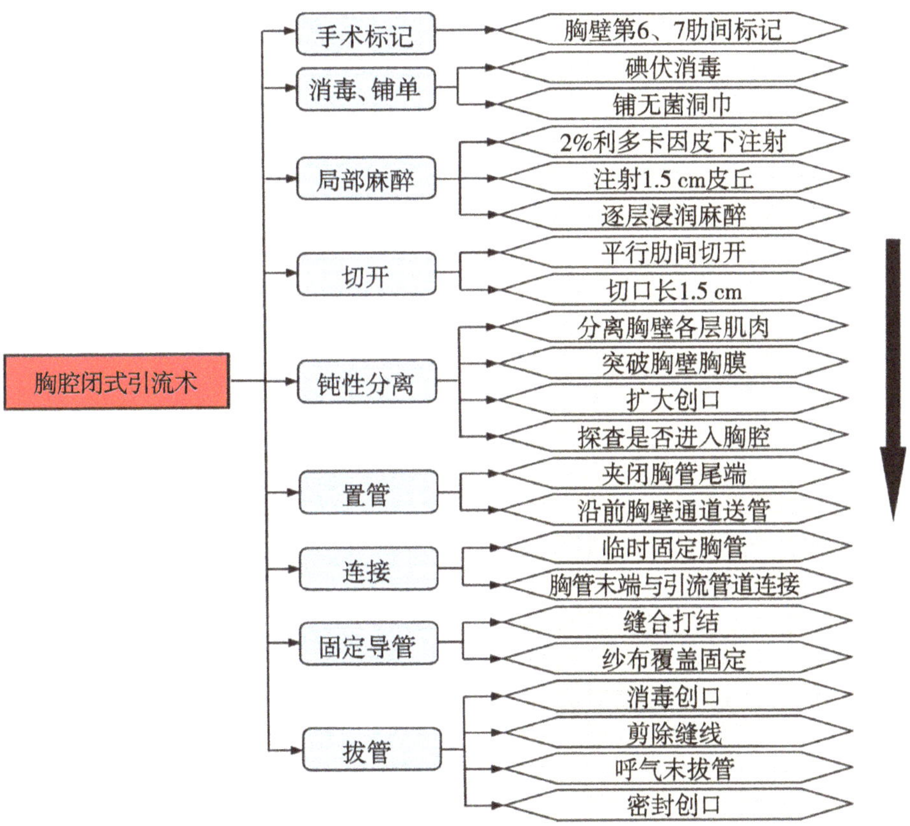

二、目的要求

（1）掌握胸腔闭式引流切开置管的方法和步骤。
（2）掌握胸腔闭式引流管插管位置。
（3）通过练习，熟练掌握外科基本操作技术，包括切开、缝合等。

三、术前准备

（1）手术体位：实验犬取仰卧位，四肢固定于实验操作台四角。
（2）麻醉方式：采用盐酸赛拉嗪注射液肌内注射麻醉，用药剂量按 1～2 mg/kg 体重计算。
（3）器械准备：消毒用品、纱布、洞巾、局麻用品、手术刀、血管钳、缝合用品、胸管（图 3-9-1、图 3-9-2）、一次性使用水封瓶（图 3-9-3）、引流袋（图 3-9-4）。

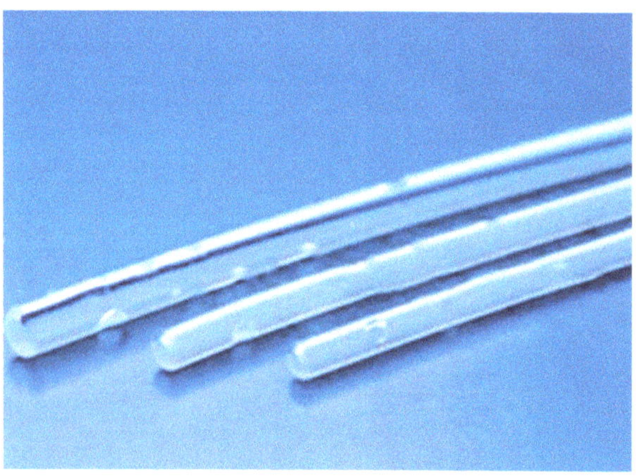

图 3-9-1　硅胶胸管

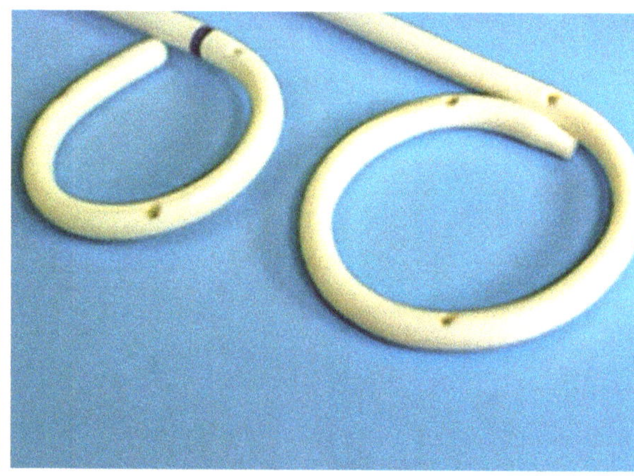

图 3-9-2　“猪尾”导管

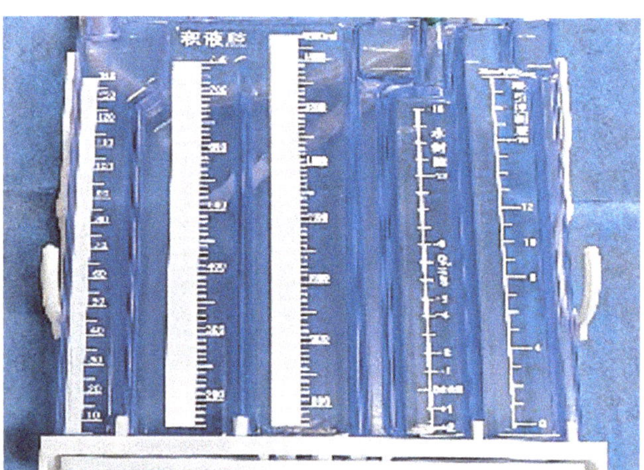

图 3-9-3　一次性水封瓶

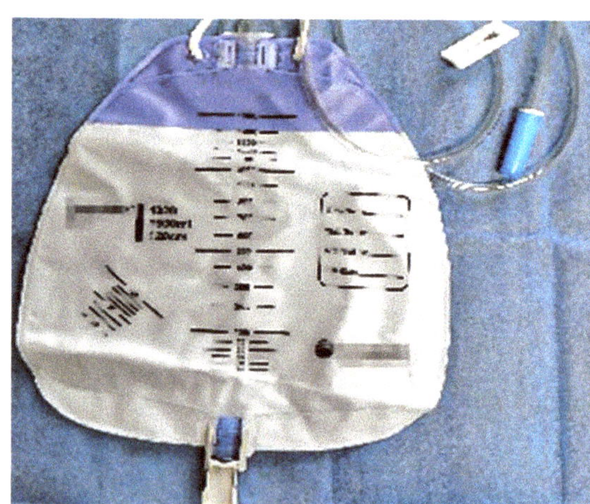

图 3-9-4　引流袋

四、操作步骤

（一）胸腔闭式引流置管部位

见表 3-9-1。

表 3-9-1 胸腔闭式引流穿刺点位置

目 的	置 管 部 位
排液	腋中 / 后线第 6～8 肋间
排气	锁骨中线第 2 肋间
排脓	脓腔最低点

（二）手术步骤

1. 手术标记 将实验犬置于仰卧位，选择右侧胸壁第 6 或第 7 肋间作为切开部位，并做标记（图 3-9-5）。

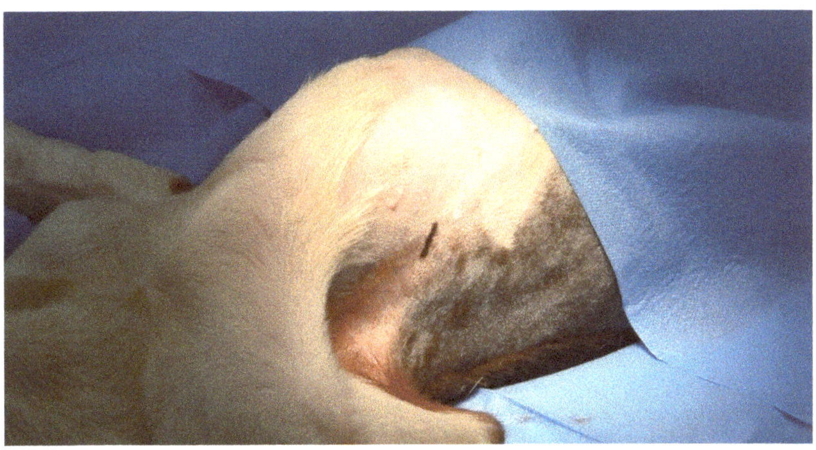

图 3-9-5 手术标记

2. 消毒铺单

（1）消毒：以标记处为中心使用碘伏环形消毒 2 遍（图 3-9-6）。

（2）铺巾：并铺无菌洞巾（图 3-9-7）。

3. 局部麻醉 使用 2% 利多卡因皮下注射，呈皮丘状，沿切口方向形成一个长约 1.5 cm 的局部皮肤麻醉区域，再沿切口逐层浸润麻醉胸壁各层组织（图 3-9-8）。胸膜及骨膜的充分麻醉有助于减轻操作时的疼痛，注射麻药前注意回抽，观察有无回血，防止麻药注入血管。

4. 切开 在麻醉区域内平行于肋间，切开皮肤及皮下组织，切口长约 1.5 cm。

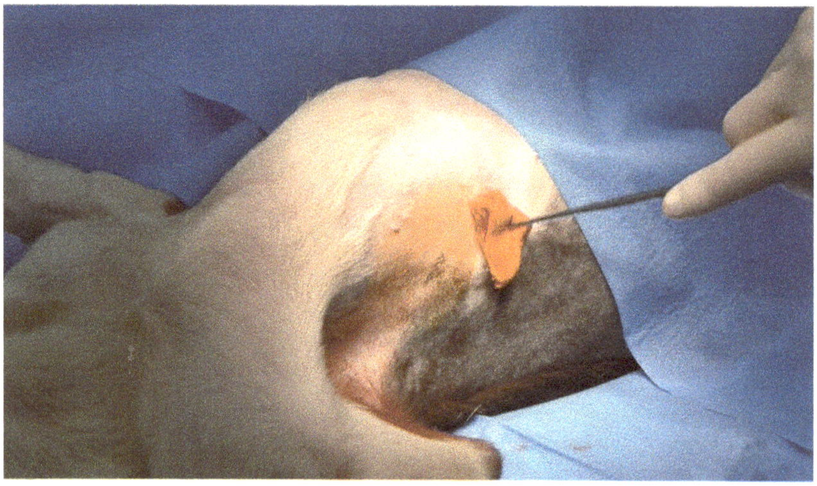

图 3-9-6 消毒

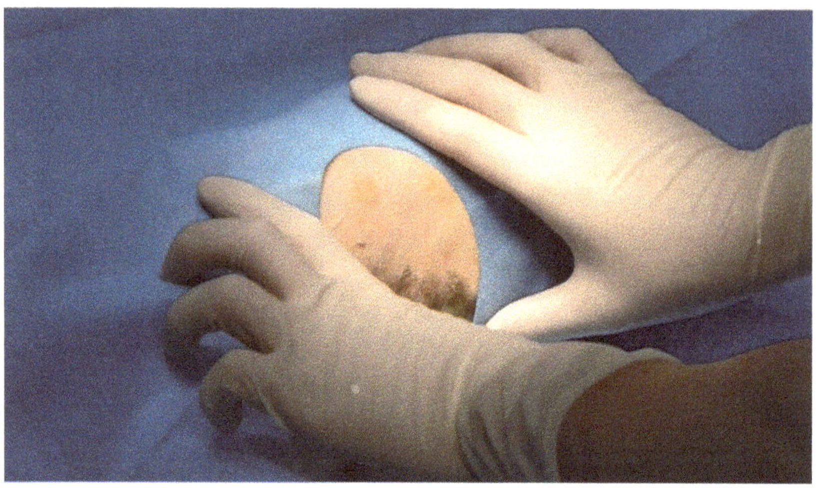

图 3-9-7 铺巾

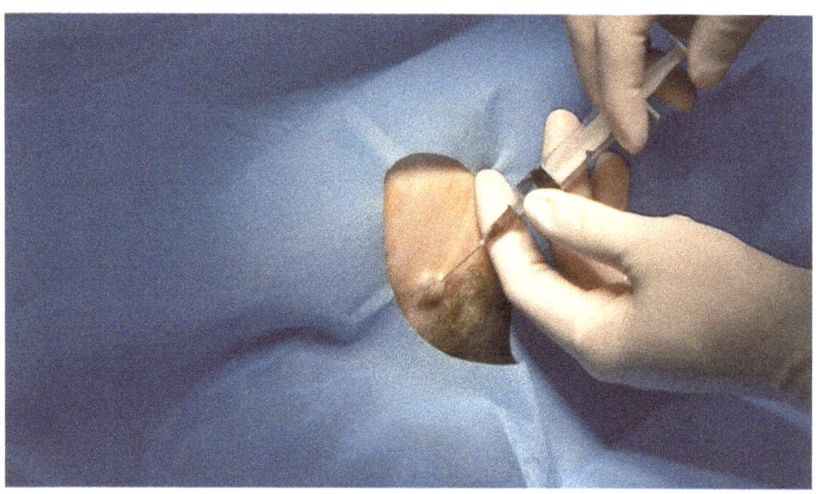

图 3-9-8 局部麻醉

5. 钝性分离　使用血管钳平行于肋间，钝性分离胸壁各层肌肉（图 3-9-9）。分离时注意入路斜向上，止血钳紧贴下一肋骨上缘，避免损伤位于上一肋骨下缘的肋间神经血管束（图 3-9-10）。止血钳尖端突破壁层胸膜，进入胸膜腔，当胸腔积气时可闻及气体溢出，当胸腔积液时可见液体溢出。用血管钳再次撑开壁层胸膜，充分扩大创口，以示指探查确认是否进入胸腔。

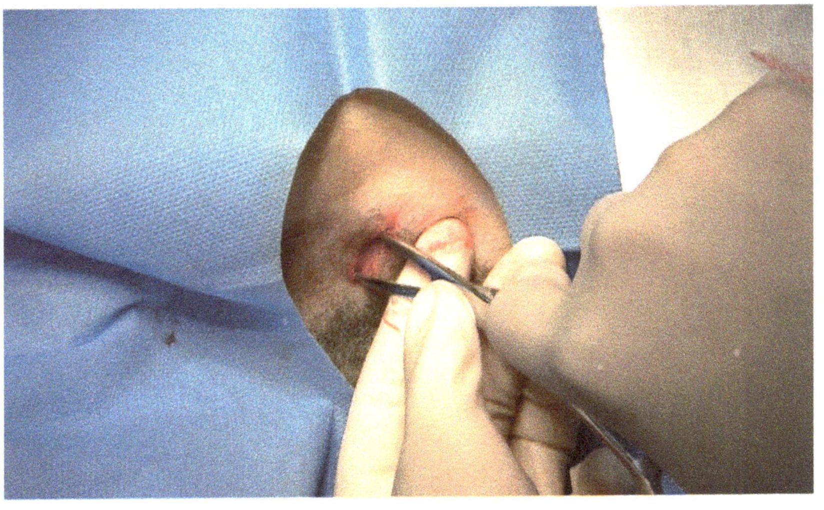

图 3-9-9　钝性分离

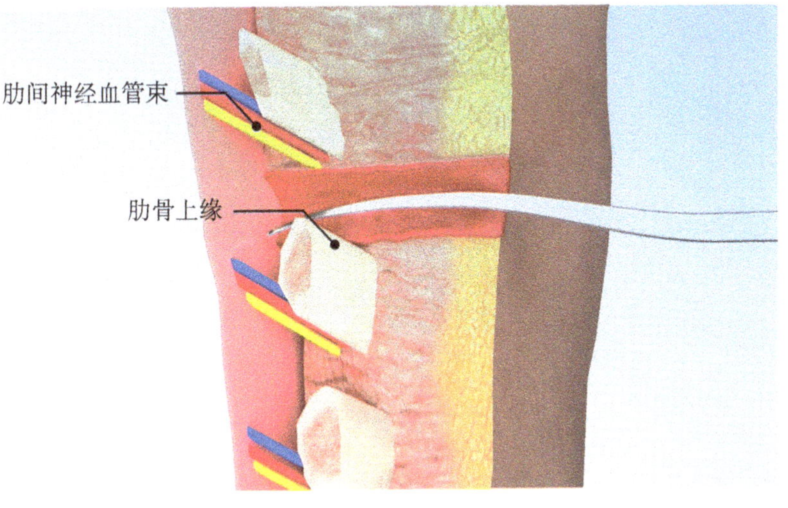

图 3-9-10　避免损伤肋间神经血管束

6. 置管　将胸管尾端使用血管钳夹闭，另一把血管钳沿长轴夹住引流管前端，经之前胸壁通道将引流管送入胸腔（图 3-9-11），多向后上方送入，便于气体或液体的充分引流，确保胸管侧孔都在胸腔内部，一般其末端侧孔距离皮缘至少 5 cm。

7. 连接　胸管临时固定于洞巾上，助手协助将胸管远端与水封瓶管道牢固连接（图

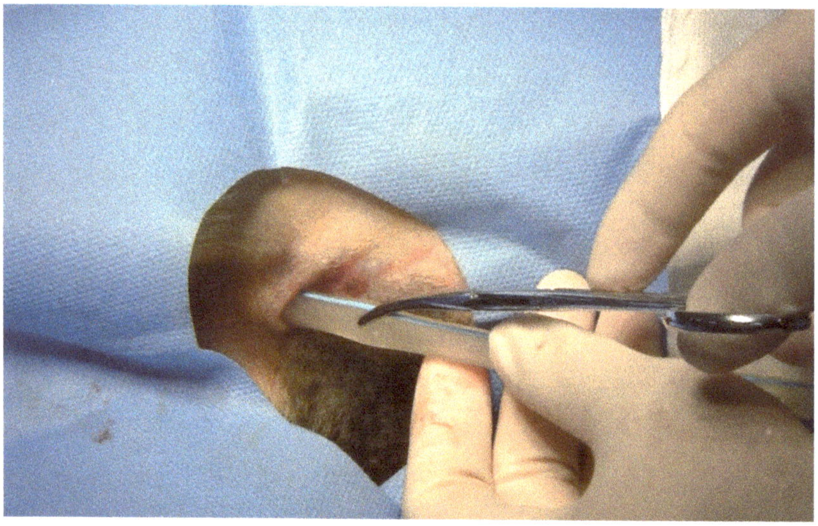

图 3-9-11 置管

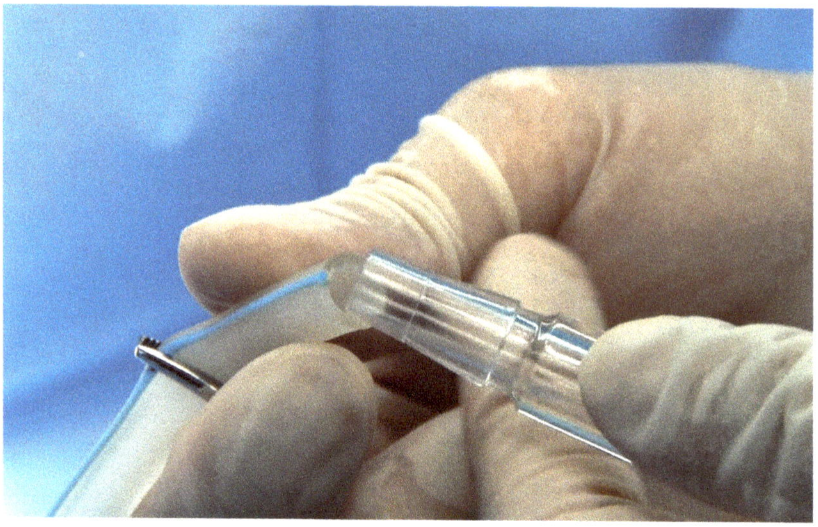

图 3-9-12 连接

3-9-12)，并松开血管钳，观察水封瓶中水柱波动是否良好，判断引流管在位情况，气胸时可见气泡自水柱中溢出。

8. 固定 缝合胸管一侧或两侧皮肤及皮下组织，注意不要缝住胸管。打结后距线结约 1 cm 处再次打结，将剩余缝线缠绕于胸管数圈后在胸管上打结固定（图 3-9-13）。使用无菌开口纱布覆盖置管处，撤去洞巾，胶布固定纱布。

9. 拔管 当达到拔管要求、需要拔除引流管时，揭去纱布敷料，消毒创口及胸管近胸壁处，剪去缠绕胸管的缝线，注意不要将缝合皮肤的缝线拆除。可轻轻转动胸管确保未被缝线缝住，待实验犬呼气末迅速拔除胸管，并立即用纱布按压创口透明敷贴密封加固创口（图 3-9-14）。

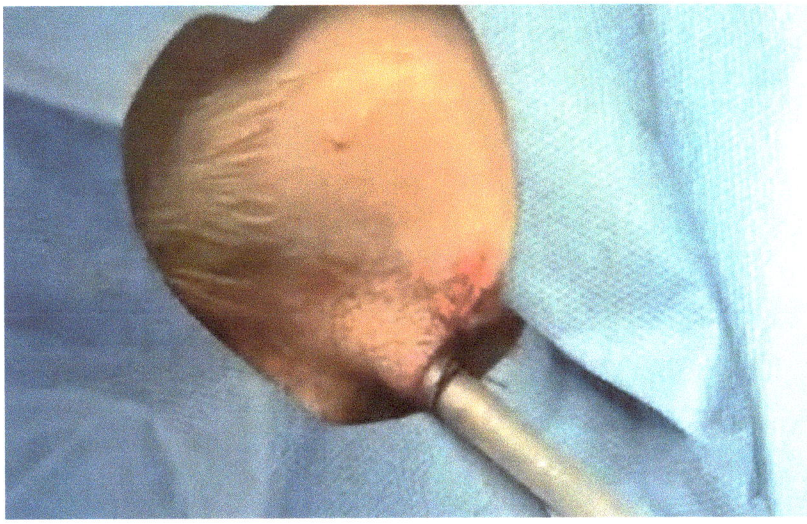

图 3-9-13 固定

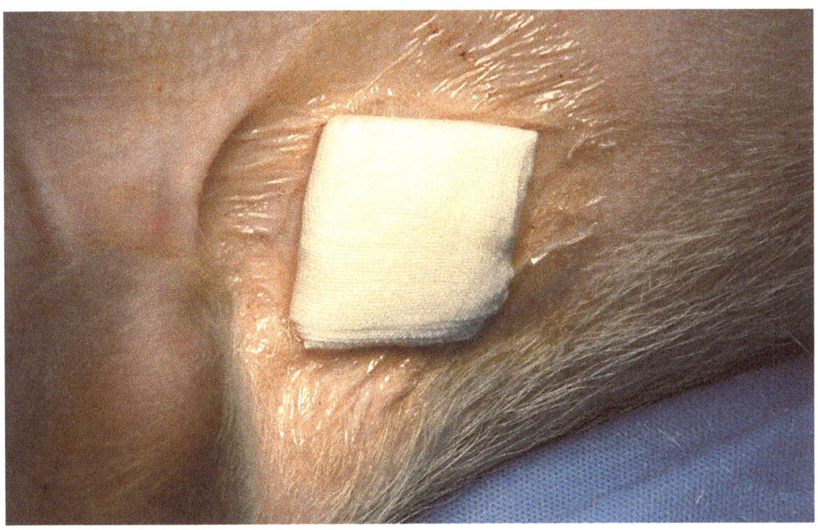

图 3-9-14 创口密封

五、操作注意事项

（一）操作并发症

（1）胸膜反应：置管过程中出现心悸、气促、血压下降，应立即停止操作，吸氧，必要时使用肾上腺素。

（2）出血：多由于引流的位置靠近肋骨下缘损伤肋间血管所致，少数由于胸内粘连带断裂或直接损伤心脏、大血管引起。

（3）复张性肺水肿：对于肺萎陷时间较长者，大量排除积气或积液后，受压肺泡快速复张可能引起该并发症，可突然出现气促、泡沫痰等表现。置管后排气或排液速度不能过快，交替关闭、开放引流管，可预防肺水肿及纵隔摆动的发生。

（4）重要脏器损伤：操作过于暴力导致肺损伤，或置管位置过低造成肝、脾、膈肌损伤。

（二）注意事项

（1）熟悉胸腔及置管的解剖位置，避免暴力操作，并确保将胸管置入胸腔。无论是操作时，还是操作完成后，都要观察实验犬的生命体征。

（2）强化无菌操作技术，手法轻柔，避免盲目、暴力操作。

（3）操作结束后，观察实验犬生命体征，必要时行胸部 X 线检查以评价引流管位置及胸腔残余积液和积气情况。

（李　鑫　白一帆）

第十节
颅骨钻孔探查术

扫码看视频

颅骨钻孔探查术是颅脑创伤现场急救的关键技术，也是神经外科手术的基本构成要素。在所有的创伤类型中，颅脑创伤进展最快，致残率和致死率也最高，早期行颅骨钻孔探查术减轻脑组织受压可降低颅脑创伤患者的死亡率和残疾率。因此，本节的目的是让学员掌握颅骨钻孔探查术这一神经外科的基本手术操作，熟悉颅脑创伤的现场急救技能，为以后开展神经外科手术打牢基础。

一、简要步骤

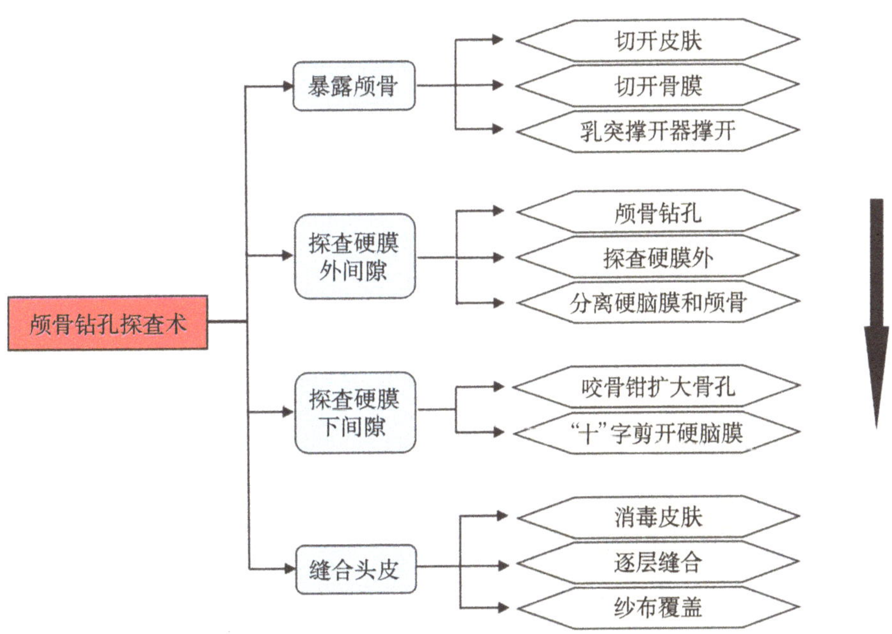

二、目的要求

（1）掌握颅骨钻孔探查术的操作方法和步骤。

（2）熟悉头颅解剖层次结构。

（3）巩固无菌操作原则，进一步练习并巩固外科基本功。

三、头颅解剖层次

颅脑的解剖层次，由外到内依次为：皮肤组织（头皮）、颅骨、硬脑膜、蛛网膜、软脑膜及脑组织。如是颞部，颅骨外则覆盖着一层颞肌（图 3-10-1）。

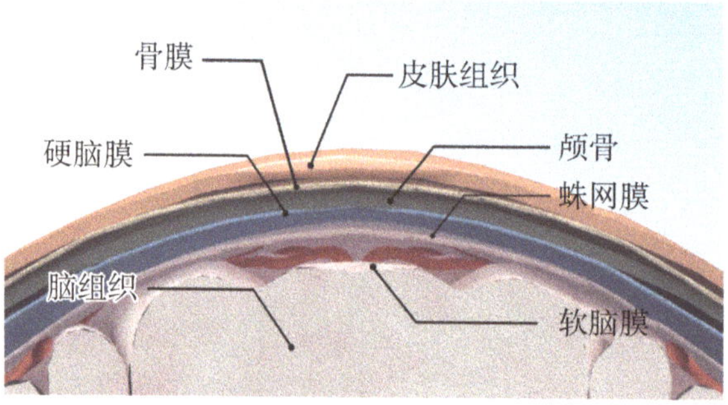

图 3-10-1　头颅解剖

四、手术适应证

颅骨钻孔探查术的适应证包括以下几个：① 意识水平逐渐加深者；② 有明显中间清醒期者；③ 一侧或双侧瞳孔散大，发生脑疝者；④ 骨折线通过脑膜中动脉或上矢状窦、横窦者；⑤ 颅内高压症状明显者。

五、术前准备

（1）备皮位置：备实验犬头顶部皮肤。

（2）麻醉方式：采用盐酸赛拉嗪注射液肌内注射麻醉，按 1～2 mg/kg 体重计算。

（3）手术体位：捉、绑犬，麻醉前取仰卧位，麻醉后取俯卧位，头居中，头部备皮。

（4）器械准备：卵圆钳 2 把，组织钳 2 把，鹰嘴咬骨钳 1 把，乳突撑开器 1 副，枪状咬骨钳 1 把，神经剥离子 1 把，骨膜剥离子 1 把，20 mL 注射器，电钻，脑膜剪，线剪，手术刀（弯刀、尖刀），换药碗，镊子（有齿镊、无齿镊各 1 把），生理盐水，碘伏，纱布，缝针缝线，无菌手套等（图 3-10-2）。

六、操作步骤

（一）切口选择

取实验犬头顶部一侧垂直于中线切口，切口长度约 4 cm。

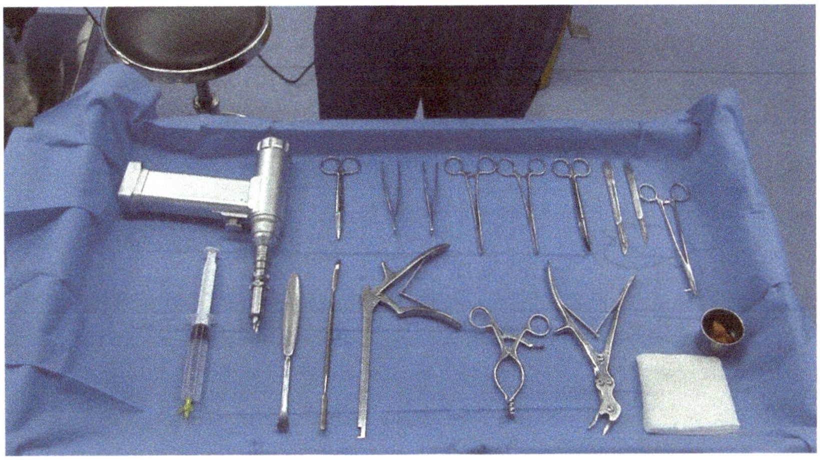

图 3-10-2　手术器械

（二）人员分工

术者：洗手、术区消毒、铺单、手消毒、穿手术衣、戴手套、行颅骨钻孔探查术。

助手：洗手、穿手术衣、戴手套、整理物品、辅助术者消毒铺单、辅助颅骨钻孔探查术。

（三）手术步骤

1. 常规消毒、铺单

助手：洗手后穿手术衣，戴无菌手套整理物品，准备 2 把夹持碘伏纱布的卵圆钳。

术者：洗手不戴手套，用卵圆钳夹持碘伏纱布由内向外消毒伤口周围 2 次，消毒范围为 15 cm。消毒完成后铺无菌洞巾，洞巾铺完后进行手消毒（泡手 3 min 或免洗消毒液消毒），穿手术衣，戴无菌手套。

2. 切皮，暴露颅骨

术者：一手绷紧皮肤，一手执刀垂直刺入；以 45° 夹角切开全层头皮及骨膜，使用骨膜剥离子将骨膜从骨面上向两侧剥离，用乳突撑开器将头皮连同骨膜向两侧牵开，彻底暴露颅骨（图 3-10-3）。

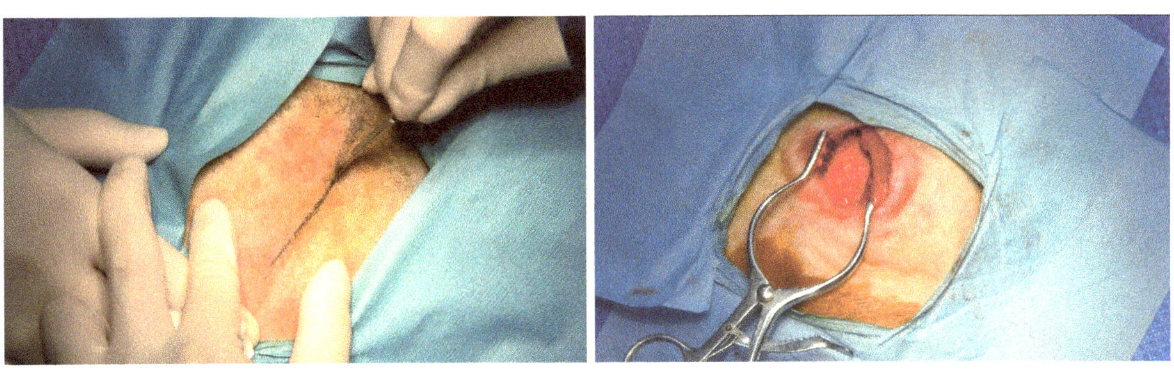

图 3-10-3　切皮，暴露颅骨

助手：一手拿干纱布，一手拿止血钳，注意止血，协助术者暴露视野。

3. 颅骨钻孔，探查硬膜外间隙

术者：使用电钻以垂直于颅骨的方向开始钻孔，钻透颅骨全层后，用神经剥离子探查硬膜外间隙是否存在硬膜外血肿，并将硬脑膜从颅骨内板上分离（图 3-10-4）。

助手：固定头部，主刀钻孔时用注射器间断往钻孔处冲水降温。

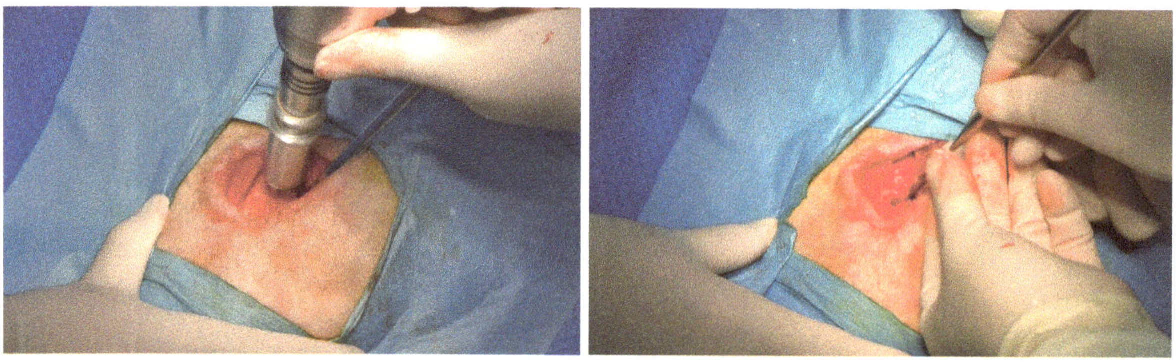

图 3-10-4 颅骨钻孔，探查硬膜外间隙

4. 探查硬膜下间隙

术者：使用枪状咬骨钳向四周扩大骨孔，注意避免损伤下方硬脑膜。使用尖刀或脑膜剪刀“十”字剪开硬脑膜，注意避免损伤脑组织及脑表面的血管，探查硬膜下是否有血肿（图 3-10-5）。

助手：固定头部，术区如有活动性出血，则协助术者进行止血。

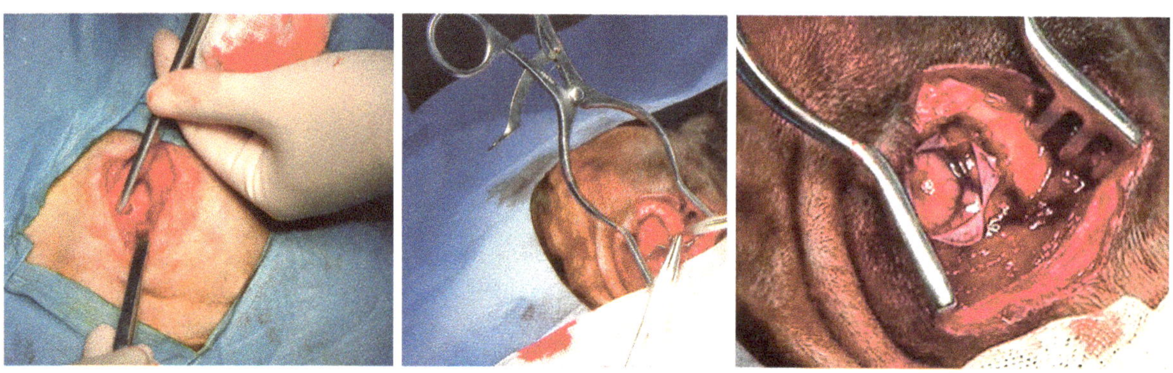

图 3-10-5 探查硬膜下间隙

5. 逐层关颅

术者：逐层缝合硬脑膜、帽状腱膜和皮肤，帽状腱膜用 4# 线圆针缝合，皮肤用 1# 线三角针缝合，缝合完成后用无菌纱布覆盖。

助手：协助术者关颅、缝合切口、剪线等。

七、注意事项

（1）钻孔时钻头方向应垂直于颅骨表面，要快中求稳，避免钻头刺入颅内。

（2）颅骨创缘血管出血明显时，可使用骨蜡沿着骨面涂抹以达到止血目的。

（3）切开硬脑膜时，应注意避免损伤下方脑组织和皮质血管。

（4）清除一处血肿后，若颅内压仍高，则应继续钻孔探查，寻找其他部位可能存在的血肿。

（5）手术结束后，助手清理物品，清洗手术器械、擦干并归还，两位术者一起将犬抬至外侧走廊，课后更衣后送回犬舍。

（冯政哲　段国礼）

www.ingramcontent.com/pod-product-compliance
Lightning Source LLC
Chambersburg PA
CBHW041756220926
51847CB00014B/222
* 9 7 8 7 5 4 7 8 6 4 0 2 9 *